CONSIDÉRATIONS HISTORIQUES

SUR LES

DIVERS MODES DE TRAITEMENT

DES

RÉTRÉCISSEMENTS ORGANIQUES DE L'URÈTHRE

PAR

Lucien JOLY

DOCTEUR EN MÉDECINE DE LA FACULTÉ DE PARIS

Médecin stagiaire au Val-de-Grâce

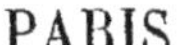

PARIS

ALPHONSE DERENNE

52, Boulevard Saint-Michel, 52

1881

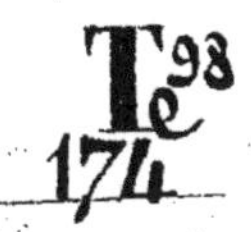

CONSIDÉRATIONS HISTORIQUES

SUR LES

DIVERS MODES DE TRAITEMENT

DES

RÉTRÉCISSEMENTS ORGANIQUES DE L'URÈTHRE

PAR

Lucien JOLY

DOCTEUR EN MÉDECINE DE LA FACULTÉ DE PARIS

Médecin stagiaire au Val-de-Grâce

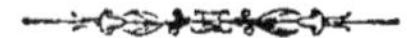

PARIS

ALPHONSE DERENNE

52, Boulevard Saint-Michel, 52

1881

A LA MÉMOIRE DE MON PÈRE

A MA MÈRE

A M. LE MÉDECIN-MAJOR ZUBER

Professeur agrégé au Val-de-Grâce.

A M. LE PROFESSEUR DUPLAY

Professeur de pathologie externe à la Faculté de médecine de Paris,
Chirurgien de Lariboisière.

RÉTRÉCISSEMENTS ORGANIQUES DE L'URÈTHRE

INTRODUCTION

Les rétrécissements de l'urèthre sont décrits de main de maître par Théodore Ducamp, Chopart, Reybard, Civiale, Alp. Guérin, Philipps, Thompson, Voillemier, Gosselin, Guyon. « Le plus beau et le meilleur est enlevé : l'on ne fait que glaner après les anciens et les habiles d'entre les modernes. » Aussi nous objectera-t-on avec raison que nous n'avons que faire après tant de noms illustres et de maîtres autorisés et que c'est mettre notre inexpérience en face de leur longue pratique. Il est vrai que nous avons pour excuse la modestie même de notre travail : nous avons eu uniquement pour but de présenter les auteurs appréciant eux-mêmes leurs devanciers ; nous leur avons emprunté la critique des différentes méthodes de traitement appliquées au rétrécissement uréthral, critique due dès lors non à notre propre sentiment mais à celui de nos chirurgiens les plus compétents. Mais dans ces limites mêmes notre tâche est difficile et souvent au-dessus de nos forces. Car prendre une affection déterminée, que de bonnes raisons font remonter bien haut dans l'histoire, étudier les divers modes de traitement que le génie de l'homme dans sa lutte contre la maladie a inventés et essayés tour à tour, analyser ces méthodes en recherchant leur point de départ et les conditions de milieu qui les rendaient nécessaires, méthodes présentant le reflet inévitable des idées alors en vigueur, sous la dépendance immédiate des connaissances alors acquises, c'est presque faire en entier l'histoire de la chirurgie, et de la médecine : tout s'enchaîne dans les sciences, telle découverte entraîne dans la sphère voisine telle application médiate, celle-ci en appelle une autre et, comme dit Daremberg (1), c'est le cas de répéter avec Lucrèce :

> Huc accedit ut in summa res nulla sit una
> Unicœque gignatur, et unica sola quecrescoat.

Ces méthodes souvent encore inefficaces aujourd'hui ont mis des siècles pour arriver à leur degré de perfection relative : elles ne diffèrent cependant pas, autant que l'on pourrait le croire, de la pratique des anciens : là nous trouvons à côté d'errements inévitables des données d'une grande justesse. C'est la masse informe qui se façonne maniée par la main habile de l'homme, « les arts et les sciences, dit Montaigne, ne se jettent pas au moule ; ains se forment et figurent peu à peu en les maniant et polissant à plusieurs fois comme les ours façonnent leurs petits en les léchant à loisir. »

1. Daremberg. Histoire des sciences médicales, page 25, tome 1.

Nous avons dû pour traiter notre sujet, demander à l'histoire de la chirurgie un cadre général qui nous servît de guide dans la description des phases diverses qu'a traversées le traitement des rétrécissements de l'urèthre.

Nous avons fait de fréquents emprunts aux leçons cliniques du professeur Gosselin ainsi qu'à celles du professeur Guyon. C'est la lecture de ces œuvres magistrales qui nous a inspiré notre sujet : nous avons voulu étudier les commencements de ces méthodes qui donnaient de si beaux résultats dans de si habiles mains.

Que M. le Professeur Duplay qui a bien voulu nous faire l'honneur d'accepter la présidence de notre thèse reçoive nos remerciements.

DÉFINITION ET PLAN

On entend par rétrécissement organique de l'urèthre une affection caractérisée par une diminution du calibre de ce canal due à une modification survenue dans sa structure et dans ses propriétés physiologiques à la suite d'une irritation locale.

Nous diviserons notre sujet en cinq parties :

1° Considérations anatomiques.

2° Anatomie pathologique.

3° Divers modes de traitements employés jusqu'à nos jours.

4° Procédés aujourd'hui employés.

5° Conclusions.

CHAPITRE PREMIER

Dans l'étude de l'anatomie de l'urèthre nous adopterons la division qu'a suivie M. le Professeur Guyon dans ses remarquables leçons cliniques sur les maladies des voies urinaires, c'est-à-dire que nous étudierons :

1° La division de l'urèthre.

2° Sa direction.

3° Sa longueur.

4° Son calibre.

1° *Division de l'urèthre.* — Si l'on tient compte des rapports de l'urèthre avec les parties environnantes, on est amené à diviser le canal en trois régions répondant chacune à un organe différent, prostate, muscles de Wilson et de Guthrie, corps spongieux, et à en faire une portion prostatique, une portion membraneuse ou musculeuse, une portion spongieuse. Telle est la division que les anatomistes ont adoptée. Elle serait excellente et suffirait aux exigences de la clinique si elle concordait avec une autre division très simple qui consiste à considérer dans l'urèthre deux parties, l'une antérieure mobile, l'autre postérieure fixe. Or le point de jonction de ces deux parties, l'angle prépubien, appartient à la région spongieuse, ce qui revient à dire que cette région spongieuse doit elle-même être subdivisée en deux régions, l'une pénienne, l'autre périnéale.

C'est là la division de M. le Professeur Richet. Enfin, si appliquant à la partie spongieuse le principe que l'on a appliqué à l'urèthre entier, on ajoute aux régions prostatique et membraneuse, une région naviculaire enchassée dans le gland, une région pénienne proprement dite, une région scrotale traversant le scrotum, et une région périnéo-bulbaire, on a la division de M. Le Professeur Guyon, division qui non-seulement satisfait l'anatomiste, mais a aussi une réelle importance au point de vue clinique.

2° *Direction*. — Parti du col de la vessie à 3 centimètres environ en arrière du pubis et au niveau de la jonction des deux tiers supérieurs avec le tiers inférieur de cette symphyse, le canal de l'urèthre se dirige de haut en bas et d'arrière en avant, décrivant une courbe elliptique qui embrasse l'ogive pubienne et vient aboutir en avant à l'angle prépubien. Là l'urèthre prend une direction variable suivant l'état de flaccidité ou d'érection de la verge. Cette mobilité du pénis sert à corriger la courbure du canal, soit que, comme Amussat, on le tire en bas tendant à effacer l'angle prépubien, procédé malheureux et justement rejeté, soit que l'on redresse la portion spongieuse qui se trouve dès lors former une seule ligne droite jusqu'au bulbe.

Cette direction du canal n'est pas constante ; elle est sujette à des variations nombreuses, tenant les unes à un état normal individuel, les autres à divers états pathologiques comme l'hypertrophie de la prostate chez le vieillard. M. le Professeur Guyon (1) fait remarquer qu'il est une distinction à établir entre les deux parois du canal, la supé-

1. Félix Guyon. Leçons cliniques sur les maladies des voies urinaires. 1880. Page 666.

rieure présentant toujours la courbe normale, l'inférieure, au contraire, formée de trois portions dont l'incurvation diffère, affectant la disposition d'une ligne brisée.

3° *Longueur.* — Peu de questions d'anatomie ont été aussi discutées que celle de la longueur de l'urèthre. Il est vrai que non content des difficultés que créaient les différences individuelles, on ne s'entendait pas sur la manière de mesurer, les uns opérant sur le cadavre, les autres sur le vivant. Boyer détachait le canal de l'urèthre et l'étalait sur la table d'amphithéâtre : il lui assignait une longueur de 27 à 33 centimètres ; Malgaigne fixait la longueur moyenne à 15 centimètres et demi ; M. Tillaux (1) la fait varier de 16 à 20. Enfin M. le professeur Sappey (2) dans 54 mensurations faites sur le cadavre a obtenu comme limites extrêmes les chiffres de 24 et 14. Du reste, cette donnée n'a pas toute l'importance qu'elle paraît avoir ; la connaissance des régions qu'il parcourt servira de plus sûr guide à l'explorateur, que l'indication en centimètres de la longueur de la sonde introduite dans le canal.

4° *Calibre.* — Le canal de l'urèthre présente une série de dilatations séparées par des points rétrécis. Le méat, de dimension variable suivant les sujets, est le point le plus étroit. Aussitôt après lui l'urèthre se renfle en une ampoule appelée fosse naviculaire et correspondant au gland, il prend ensuite une forme cylindrique régulière pendant toute sa partie spongieuse, pour se dilater de nouveau au niveau du bulbe. Comme le fait remarquer M. le professeur Guyon,

1. Tillaux. *Traité d'anatomie topographique* (Paris 1879), p. 765.
2. Sappey. *Traité d'anatomie descriptive* (3° édition, 1879), IV° volume, page 667.

c'est aux dépens de la paroi inférieure que se fait cette dilatation, due à une propriété spéciale du tissu de cette région, l'extensibilité. A cette deuxième dilatation succède brusquement un point rétréci, l'entrée de la portion membraneuse ou collet fibreux du bulbe. Enfin avec la région prostatique commence une dernière dilatation terminée par un dernier rétrécissement, le col de la vessie. Sur ces points de calibre relatif tous les auteurs sont d'accord, mais lorsqu'il s'agit d'exprimer le calibre absolu de l'urèthre les divergences apparaissent. M. Sappey enseigne qu'abstraction faite du méat, la circonférence du conduit est de 15 à 18 millimètres. Suivant M. Otis, de New-York, expérimentant sur 100 urèthres, le calibre varierait de 28 à 40 millimètres. Ces différences s'expliquent par la difficulté réelle d'une mensuration exacte. Car si l'on injecte une substance solidifiable dans l'urèthre sous une pression modérée, et si l'on mesure l'épaisseur du moule ainsi obtenu, on aura une dilatation dans les régions les plus extensibles. Ce ne sera là pour ainsi dire, qu'un schéma des propriétés physiologiques de la paroi, et non la reproduction de ses dimensions normales. Ne peut-il pas arriver, en effet, que les tissus qui se laissent le plus écarter soient en même temps ceux qui reviennent le plus sur eux-mêmes? Il est vrai que nous exagérons à dessein les choses ; mais notre but est seulement de constater la difficulté de cette mensuration et d'appeler l'attention sur ce que M. le professeur Guyon appelle le calibre artificiel de l'urèthre. M. le professeur Guyon dans une série d'expériences relatées dans ses *Leçons cliniques sur les maladies des voies urinaires* a recherché quel était le pouvoir de dilatation du canal, question d'une importance immense pour le chirurgien puisqu'elle lui apprend ce qu'il doit craindre et ce qu'il peut oser. Il s'est servi des bougies d'étain Béniqué et sur 37 urèthres sains d'adulte a obtenu les résultats suivants.

1° Sensation de déchirure pendant le cathétérisme :

3 fois pour le n° 59 (9^{mm} 5/6).
2 — n° 60 (10^{mm}).
1 — n° 61 (10^{mm} 1/6).
4 — n° 62 (10^{mm} 2/6).
2 — n° 63 (10^{mm} 3/6).
1 — n° 64 (10^{mm} 4/6).

2° Pas de sensation de déchirure par le passage des 6 numéros, mais on constate :

Dans 4, aucune lésion.
— 3, légère fissure partant du méat débridé.
— 8, déchirures multiples.

3° L'introduction a été impossible :

4 fois pour le n° 60 (10^{mm}).
3 — n° 61 (10^{mm} 1/6).
2 — n° 63 (10^{mm} 3/6).

La limite extrême de la dilatabilité serait donc atteinte avec le n° 64 soit 10^{mm} 4/6. Cette dilatabilité ne serait pas mise en jeu avec une sonde de 5 à 6 millimètres de diamètre, M. Sappey enseignant qu'abstraction faite du méat la circonférence du canal est de 15 à 18 millimètres. Quant à l'orifice profond de l'urèthre, ses dimensions atteindraient, suivant Dolbeau, 20 millimètres de diamètre. M. Sappey admet que son diamètre moyen à l'état de repos peut être évalué à 5 millimètres, au moment du passage de l'urine à 7 millimètres, et que sa dilatabilité ne dépasse pas 12 à 15 millimètres.

STRUCTURE DE L'URÈTHRE

L'urèthre présente à l'état normal une muqueuse rouge, vascularisée, supportée par un tissu conjonctif qui se distingue par sa richesse en fibres élastiques. Pour Charles Robin (1), ces fibres élastiques sont entremêlées de fibres musculaires lisses; la portion membraneuse possède le maximum de ces fibres élastiques et musculaires. Celles-ci s'enroulent autour de l'urèthre et constituent un véritable sphincter à fibres perpendiculaires à l'axe du canal, et par leur contraction produisent ces spasmes si fréquents dans cette région. L'épithélium de la muqueuse est formé de plusieurs couches de cellules dont les plus superficielles sont aplaties et lamelleuses, les profondes coniques, cylindriques ou sphériques. A sa surface viennent s'ouvrir des glandes utriculaires composées à épithélium cylindrique et sécrétant du mucus (glandes de Littré). « Ces glandes ne sont pas intra-muqueuses, mais sous-muqueuses et quelques-unes sont plus ou moins entourées par les fibres musculaires de la couche sous-jacente. Obliquement couchées sous la muqueuse uréthrale elles ont une longueur de 1 à 3 millimètres et viennent s'ouvrir dans le canal de l'urèthre

1. Charles Robin. Leçons sur les humeurs, 1875, recueillies par Gontier. 42e leçon, page 239 et 18e leçon, page 97.

par un conduit excréteur très-large »…. On peut suivre
ces glandes jusqu'au sphincter vésical. On a considéré à
tort le bord des orifices de ces glandes comme valvulaires,
néanmoins le bord d'un d'entre eux est assez considérable
pour conserver le nom de valvule de A. Guérin. Cette valvule siège sur la paroi supérieure du canal à 2 ou 3 centimètres du méat urinaire.

La muqueuse est chargée de papilles molles, très-vascu-
laires, séparées les unes des autres par les orifices des glandes de Littré, et entourées à leur base d'un riche réseau
lymphatique. Celui-n'envoie point de prolongements à leur
intérieur.

Comme couches musculaires surajoutées à l'urèthre nous
mentionnerons le bulbo-caverneux, les fibres lisses de la
prostate. La portion membraneuse, outre les fibres lisses déjà
décrites, est entourée d'une couche continue de fibres striées
qui atteignent 6 millimètres d'épaisseur et forment le sphincter uréthral, renforcé des muscles de Guthrie et de Wilson.

Le sphincter prostatique étendu transversalement au devant de l'urèthre s'étend de la portion membraneuse au
sphincter de la vessie. Enfin le sphincter de la vessie,
formé de fibres lisses embrasse comme un anneau tout le tiers
postérieur de la région prostatique de l'urèthre.

CHAPITRE II

L'existence de végétations, de caroncules, de « carnosités », constitua pendant longtemps la seule donnée anatomo-pathologique des rétrécissements uréthraux. Cette notion d'un obstacle surajouté, obstruant l'intérieur du canal
était toute naturelle à une époque où la pratique chirurgicale demandait rarement ses enseignements à l'autopsie ;
les anciens chirurgiens avaient vu les végétations du méat,
ils conclurent à celles de l'urèthre, même du col vésical. On
s'étonne cependant de la facilité avec laquelle fut acceptée
l'existence de ces carnosités que peu avaient vues et que
beaucoup décrivaient. Il est vrai qu'un fait exact semblait
donner raison à cette manière de voir : c'était la présence le
long du canal uréthral de nodosités sensibles à l'extérieur,
nodosités qui faisaient dire à Brunner, médécin de l'élec-
teur palatin en 1609, que les carnosités pullulaient dans
l'urèthre après la gonorrhée. Au xviii⁰ siècle Daran regar-
dait comme indubitable le rétrécissement dû à des carnosités ; Morgagni les rechercha souvent dans ses autopsies et
ne les constata qu'un nombre de fois très minime. La Faye
n'en vit jamais mais ne nie pas leur existence, Chopart les
regarde comme problématiques.

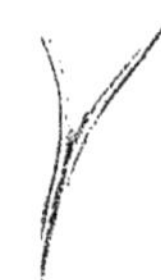

« Les causes, dit Boyer (1), dont l'existence suppose

1. Boyer. *Traité des maladies chirurgicales et des opérations
qui leur conviennent,* tome IX page 203. Paris 4⁰ édition 1831.

« que l'humeur de la chaude-pisse est fournie par des ul-
« cères formés au dedans de l'urèthre, comme on le croyait
« autrefois, ou n'existent point ou n'existent que très ra-
« rement, telles sont les carnosités, les cicatrices, les bri-
« des, le gonflement variqueux d'une partie du tissu spon-
« gieux. »

Lallemand eut la bonne fortune de pouvoir étudier de visu les lésions initiales du rétrécissement chez un homme que venait d'emporter une maladie intercurrente. Pour lui la cause initiale était dans l'inflammation du tissu sous-muqueux. La suffusion plastique répandue dans ses mailles formait une sorte de virole recouverte de la muqueuse, un bourrelet circulaire diminuant en ce point le calibre du canal.

Pour A. Guérin le point de départ du rétrécissement ne serait autre chose que ces nodosités décrites par Chopart et que l'on sent souvent à l'extérieur pendant une blen-norrhagie en promenant les doigts le long de la partie spongieuse de l'urèthre, Ces épanchements de lymphe plastique dus à une phlébite du tissu spongieux disparaîtraient plus tard par absorption, et leur disparition déterminerait la coarctation des tissus. S'il ne se résorbe que ce qui s'était surajouté on ne comprend guère la diminution du calibre de l'urèthre.

M. A. Guérin donne ces conclusions :

1° Les rétrécissements fibreux ne proviennent presque jamais de la production du tissu inodulaire.

2° On ne trouve jamais de fausse membrane à la surface de la muqueuse du canal de l'urèthre.

3° La membrane muqueuse de l'urèthre n'est jamais exclusivement le siège de rétrécissement, et dans tous les cas qu'il a observés, la stricture de cette membrane était la conséquence d'une lésion située en dehors d'elle.

4° Dans la grande majorité des cas, les rétrécissements de l'urèthre sont dus à la rétraction des fibres indurées du tissu réticulaire sous-jacent à la membrane muqueuse, le point de départ de leur production est souvent un dépôt de lymphe plastique.

Reybard fait une étude méthodique : 1° du mode d'action de l'inflammation tendant à produire le tissu propre du rétrécissement; 2° de la nature de ce tissu propre; 3° de la manière dont il rétrécit le calibre de l'urèthre.

1° L'inflammation agirait :

A. — Par l'épaississement des parois ;

B. — Par leur ulcération ;

C. — Par l'altération des plis transversaux qui tapissent la face interne de la muqueuse uréthrale ;

D. — Par la sécrétion plastique.

A. — A l'époque de la première blennorrhagie le travail morbide appelle dans les mailles des tissus constituant les parois de l'urèthre, des éléments exsudatoires qui à ce moment, par le gonflement de ces parois, peuvent produire ces gênes de la miction si fréquentes dans la blennorrhagie. Si l'affection passe à l'état chronique, la cause initiale quoique atténuée existant toujours, et la résorption ne se faisant pas, il se produit un engorgement des tissus qui soulèvent la muqueuse dans l'intérieur du canal. C'est la théorie de Desault, de Sœmmering, de Lallemand, de Civiale.

B. — Reybard cite, comme cause fréquente de rétrécissement, la présence dans le canal de petits abcès sous-muqueux donnant eux-mêmes naissance à des ulcérations. Goulard dans son traité des maladies de l'urèthre, Baillie dans ses gravures, Hunter, Chopart, Desault, Dupuytren signalèrent ces ulcérations. Pour Cruveilhier ce sont elles qui produisent le tissu fibreux de la coarctation : « dans l'hypothèse d'une inflammation, il serait bien difficile de concevoir comment les effets de cette inflammation seraient presque constamment limités à un seul point de la longueur du canal. Ces ulcérations donneraient naissance tantôt à une adaptation des parois, tantôt à des bourgeons charnus et à des fongosités (1). »

C. — Reybard ne cite l'altération des plis transversaux de la muqueuse que pour mémoire.

D. — Il n'ajoute que peu de foi à l'organisation de la matière plastique exsudée en fausses membranes tapissant la muqueuse uréthrale. C'est la théorie de Laënnec.

2° Quant au tissu propre du rétrécissement, il serait pour Reybard de nature fibreuse, et dû, non à une modification du tissu normal, mais à la substitution de « toutes pièces » d'un tissu nouveau jouissant de propriétés nouvelles. La muqueuse disparaîtrait toujours. Cette substitution serait favorisée par plusieurs conditions : l'action chimique et mécanique de l'urine, les injections abortives, la présence de petits abcès sous-muqueux.

L'organisation du tissus morbide commencerait dès la période de déclin de l'urèthrite, et ainsi se trouverait renversée l'objection de Hunter à l'étiologie blennorrhagique

1. Cruveilhier.—*Annales de la hirurgie française et étrangère,* tome IV, page 129.

du rétrécissement, fondée sur l'apparition tardive des accidents.

Le degré d'organisation du tissu nouveau serait en raison inverse du degré de dilatabilité du rétrécissement dont la consistance fibreuse irait en augmentant avec le temps.

Comme propriétés physiologiques, Reybard attribue aux rétrécissements la rétractilité et l'élasticité. La rétractilité augmenterait avec l'âge ; Civiale l'expliquait par un dépôt de matière coagulable entre « les feuillets », ou par l'hypertrophie du tissu sous-muqueux. Dès le début tout rétrécissement atteindrait son maximum de longueur et d'épaisseur, le temps lui faisant ensuite subir un amoindrissement en tout sens, et l'angustie faisant progrès, non par une modification anatomo-pathologique appréciable, mais par le jeu régulier et progressif de la propriété rétractile dont il est doué.

3° Les rétrécissements organiques ont été divisés de manières différentes par les différents auteurs. Reybard en cite quelques-uns :

CHARLES BELL. — 1° Rétrécissement dilatable ;

2° Rétrécissement non dilatable.

BÉCLARD. — Rétrécissement inflammatoire. Rétrécissement organique comprenant les brides, callosités, indurations sous-muqueuses, ulcérations, varices.

AMUSSAT. — Rétrécissements valvulaires, brides, gonflement chronique dans la muqueuse.

CIVIALE. — 1° Brides comprenant les rétrécissements valvulaires ;

2° Rétrécissements causés par des excroissances, des carnosités, fongosités et végétations ;

3º Rétrécissements par adhérence entre deux points de la surface interne de l'urèthre ;

4º Rétrécissements avec épaississement, induration des parois uréthrales.

LALLEMAND. — Rétrécissements par épaississement et induration des tissus uréthraux, rétrécissements par cicatrices et adhérences des parois comprenant brides et valvules.

LEROY D'ÉTIOLLES. — Rétrécissements inflammatoires, fongueux, valvulaires, fibreux, turgescents, érectiles, ulcérés, végétants, variqueux, cartilagineux.

A. COOPER. — Rétrécissements permanents, spasmodiques, inflammatoires.

« Les rétrécissements permanents sont la conséquence de l'épaississement de l'urèthre par suite d'inflammation chronique. Les rétrécissements spasmodiques résultent d'une contraction des muscles environnants l'urèthre ou des parois mêmes du canal. Ces rétrécissements inflammatoires proviennent d'une inflammation aiguë en général, suite de blennorrhagie suraiguë. » Thompson ne reconnaît pas l'existence des rétrécissements spasmodiques seuls, ni des rétrécissements inflammatoires. « L'obstacle, dit-il, dans ce cas, est occasionné par une congestion, un gonflement général de la prostate, et point par une constriction limitée dans un point du canal (1). »

Après l'étude des données, souvent contradictoires, que nous offrent ainsi les auteurs, nous ne pouvons mieux faire que de reproduire ici les notions d'anatomie pathologique

1. Thompson, *Traité pratique des maladies des voies urinaires*, page 45.

que nous trouvons dans la clinique chirurgicale de M. le
professeur Gosselin (1). Dans sa soixante-quinzième leçon
clinique, le savant professeur de la Charité expose les
résultats de l'autopsie d'un malade présentant deux rétrécissements uréthraux, l'un fibroïde, l'autre fibreux. Il insiste
sur la distinction que l'on doit établir entre ces deux *modus
faciendi* du processus morbide. De ces deux rétrécissements, l'un siège dans la partie spongieuse du canal,
l'autre dans la partie membraneuse. L'antérieur est à peine
indiqué, cependant dans une étendue d'environ un centi-
mètre, la mensuration de l'urèthre étalé donne une diminution de 5 à 6 millimètres. L'épithélium paraît « à très
peu de chose près aussi intact » que dans les parties saines.
Sur la coupe transversale du point rétréci, point d'épaississement notable de la paroi, mais fusion de la muqueuse et
du tissu spongieux « en un tissu blanchâtre » ; point de
consistance dure appréciable au toucher. « Mais, dit M. le
« professeur Gosselin, ce qu'il y a de plus frappant, et ce
« que je vous signale d'une façon toute spéciale, c'est qu'en
« saisissant avec deux doigts de chacune de mes deux
« mains les bords de la section, et cherchant à les écarter,
« j'éprouve une résistance que je ne sens pas aussi grande
« dans les autres points du canal, et je ne parviens pas à
« éloigner les bords l'un de l'autre autant que je le fais
« dans les parties saines. Il y a donc au niveau du point
« rétréci, diminution d'extensibilité de la paroi uréthrale...
« Dans les rétrécissements uréthraux, l'altération de la
« paroi est physiologique autant et souvent plus qu'ana-

1. Gosselin, *Clinique chirurgicale de l'hôpital de la Charité*,
3e édition, 1879, tome II, page 399 et suivantes.

« tomique, c'est-à-dire qu'avec un changement anatomique
« à peine appréciable, il s'est opéré un double changement
« physiologique, savoir une diminution de l'extensibilité
« normale et une tendance au retrait qui n'existe pas au
« même degré dans la partie saine de l'urèthre (1). »

Quant à la lésion elle-même, la transformation du tissu
spongieux en une trame blanchâtre semblable à du tissu
fibreux, la diminution de son épaisseur, font voir qu'elle
réside dans le tissu spongieux. La muqueuse n'est pas
atteinte anatomiquement, mais sa participation à la perte
d'extensibilité des parois uréthrales ne permet pas de la
déclarer indemne. Ce rétrécissement est dû à la transformation du tissu spongieux en un tissu ressemblant « plus
à du tissu fibreux qu'à tout autre. » C'est le rétrécissement,
fibreux de Cruveilhier. Mais ce qui prédomine, c'est la
modification physiologique. « Ce rétrécissement est formé
par du tissu fibroïde lequel par ses apparences anatomiques
diffère peu du tissu normal de l'urèthre, mais en diffère
essentiellement par une diminution notable de l'extensibilité et un pouvoir rétractile en vertu duquel le calibre du
conduit s'est trouvé diminué. »

Le deuxième rétrécissement occupe la portion membraneuse et se prolonge en avant de quelques millimètres.
On constate : 1° une rétraction d'environ 5 millimètres ;
2° une diminution de l'extensibilité ; 3° la coloration en
rouge de la muqueuse qui est en même temps inégale et
rugueuse ; 4° la dureté du tissu présentant à la coupe une
couche consistante de 2 ou 3 millimètres d'épaisseur. Le

____

1. Gosselin, *loc. cit.* p. 401.

tissu conjonctif et les fibres musculaires qui existent à l'état normal ne peuvent être distingués de la muqueuse. En un mot, le tissu spongieux et la muqueuse participent à la lésion contrairement à l'avis de M. A. Guérin. Ce tissu fibreux ne peut être distingué du tissu cicatriciel ; l'inflammation chronique de la muqueuse et des tissus sous-jacents peut donner naissance à du tissu cicatriciel inodulaire.

Au point de vue de la pathogénie, on peut dire que les rétrécissements uréthraux organiques surviennent :

1° Par inflammation spontanée ;

2° Par solution de continuité.

Dans la première catégorie, on peut ranger les rétrécissements dus à la blennorrhagie chronique ou à des injections irritantes ; dans la deuxième, les rétrécissements traumatiques dus à la déchirure de l'urèthre, déchirure qui peut se produire aussi par la rupture de la corde dans la chaude-pisse cordée. Dans le cas d'uréthrite prolongée, la phlegmasie, sans aboutir à l'ulcération, envahit non-seulement la muqueuse, mais le tissu conjonctif sous-jacent ; l'exsudation inflammatoire s'organise dans ces tissus qu'elle rend plus denses, plus rétractiles, moins extensibles. C'est là le rétrécissement fibroïde.

L'exulcération de la muqueuse, résultat de l'inflammation spontanée, donne naissance à un travail réparateur ; l'exsudation plastique s'organisant en un tissu nouveau forme une véritable cicatrice : c'est là le rétrécissement fibreux proprement dit. Si la lésion est due à une véritable perte de substance ; on a un véritable tissu cicatriciel inodulaire plus épais, plus dense, plus inextensible que le précédent.

Le rétrécissement se manifeste sur le vivant : 1° par la diminution du jet de l'urine ; 2° par la difficulté de l'introduction de la sonde. Or, pour produire ces deux conditions il n'est nullement nécessaire qu'il y ait coarctation dans le sens propre du mot, c'est-à-dire diminution du périmètre de la coupe transversale des parois de l'urèthre. L'aire de cette section, et par conséquent la quantité d'urine émise, tendra d'autant plus à atteindre son maximum que, le périmètre restant constant, elle se rapprochera plus de sa limite géométrique, le cercle. Inversement, elle diminuera d'autant plus qu'elle s'éloignera du cercle pour arriver au point où les deux côtés ne formant plus qu'une ligne droite, les deux parois de l'urèthre se trouveront accolées. Si donc par une modification de ses propriétés physiologiques, le canal uréthral, sans être rétréci, éprouve de la difficulté à prendre sa forme cylindrique, sa coupe transversale restant plus ou moins elliptique, il y aura diminution de l'aire de la section, diminution du champ laissé à l'urine, diminution de la quantité d'urine émise. Les mêmes raisons détermineraient la gêne de l'introduction de la sonde.

Si à côté de ces données purement théoriques nous consultons les auteurs, nous trouvons souvent dans leurs relations d'autopsie la disproportion des lésions constatées et des symptômes observés. « Il est un fait certain, dit Thompson, c'est qu'un rétrécissement qui a été fort étroit pendant la vie, laisse après l'ouverture de l'urèthre sur le cadavre moins de traces qu'on ne pourrait le prévoir, la muqueuse au point rétréci semble plus étroite que partout ailleurs, bien moins cependant que le petit calibre du canal, existant avant la section du rétrécissement, ne le faisait supposer. »

« Sur le cadavre, les rétrécissements ne sont pas aussi étroits que sur le vivant…. Pendant la vie nous n'avions pu faire passer qu'une bougie fine et cependant nous nous trouvons en présence d'un urèthre, qui fendu et étalé ne parait avoir dans les points rétrécis que quelques millimètres de moins. Cela tient-il à ce que l'effet de la rétraction dont je vous ai parlé disparaît après la mort, l'inextensibilité seule ayant persisté, ou à ce que au niveau de la partie rétrécie il y a, pendant la vie une vascularisation abondante qui donne plus d'épaisseur et disparait après la mort (1) ? »

CONDITIONS PHYSIQUES DES RÉTRÉCISSEMENTS.

A. — Les anciens auteurs donnent comme longueur les chiffres extrémes de 27 millimètres à un millimètre.

B. — Le degré de coarctation est variable même pour le même rétrécissement. Reybard cite un cas où il eut d'un jour à l'autre des variations pouvant atteindre 2 à 3 millimètres. On a vu des cas d'oblitération complète du canal ; Thompson rapporte un fait de ce genre.

C. — Le rétrécissement est ordinairement unique ; cependant on en a observé souvent plusieurs sur le même individu. Boyer en a vu 3. — Ducamp 5. — Hunter 6. — Collot 8. — Lallemand 9. — Leroy d'Etiolles 11.

---

1. Gosselin. *Clinique chirurgicale de la Charité*, 3ᵐᵉ édition, 1879, p. 407, tome II.

D. — *Siège des rétrécissements.*

Civiale place la plupart des rétrécissements au niveau de la jonction du bulbe à la portion membraneuse. M. J. Guérin attribue la fréquence des rétrécissements au niveau du bulbe, à la grande vascularité de cette région. Mercier, appuyant ces idées, donne comme preuve de cette influence, l'exemple d'une disparition par atrophie, de tumeurs érectiles lorsqu'elles viennent à s'enflammer. D'après lui, le lieu d'élection du rétrécissement serait par ordre de fréquence : le fond du bulbe, la fosse naviculaire, la portion scrotale, le méat urinaire. Everard Home le place derrière le bulbe, A. Cooper, à la jonction des portions spongieuse et membraneuse, Boyer, à la portion membraneuse et au commencement du bulbe, Ducamp, à la région bulbeuse, Larrey, Delpech, entre le bulbe et le col vésical.

Thompson donne sur 320 cas les résultats suivants :

215 rétrécisseménts siégeant à l'arcade pubienne.
51   —   —   la portion pénienne.
54   —   —   la fosse naviculaire.

José Pro (1) répartit ainsi 114 cas :

Commencement de la portion spongieuse 20
Part. moyenne de la même région 17
Tiers postérieur 31
Niveau du bulbe 12
Union des portions spongieuse et membraneuse 10

1. José Pro. *Mémoire sur l'anatomie pathologique de l'urèthre.*

Pour M. le professeur Guyon (1), le rétrécissement blennorrhagique dans l'immense majorité des cas est multiple. On trouve le plus souvent « un premier point rétréci dans la fosse naviculaire, un second dans la région pénienne, un troisième dans la région bulbaire. » Les régions membraneuse et prostatique ne seraient « jamais en cause dans le rétrécissement blennorrhagique. » Ces rétrécissements seraient d'autant plus étroits qu'on va du méat vers le bulbe où ils atteindaient leur maximum de structure.

Ce rétrécissement blennorrhagique se distinguerait donc au point de vue de son siège anatomique, des autres rétrécissements que M. le professeur Guyon divise ainsi :

Rétrécissements cicatriciels suite de chancre : méat et fosse naviculaire.

— dus à rupture de la corde ou fausse manœuvre du coït : région pénienne.

— dus à traumatisme direct du périnée : région périnéale ou périnéo-bulbaire.

— dus à fractures des branches de l'arcade pubienne : région membraneuse.

1. F. Guyon, *loc. cit.*. p. 95 et suiv.

CHAPITRE III

Nous n'avons pas l'intention d'établir et de discuter le point d'apparition de la blennorrhagie amenant avec elle comme complication inévitable le rétrécissement de l'urèthre ; les premiers temps de l'histoire de la chirurgie sont trop enveloppés de ténèbres pour que sur des données aussi incomplètes on puisse baser une théorie. La chirurgie comme la médecine prit naissance en Asie ; les premiers hymnes des Indous dans le Rig-Véda nous donnent une idée de cette médecine empirique que nous retrouvons dans Homère. Mais quand les écoles philosophiques eurent fourni à la pensée humaine le moyen de systématiser les connaissances que l'observation brute des faits devait fatalement lui offrir, on vit apparaître des pratiques rationnelles, des écoles médicales se fondèrent et comme pour ouvrir l'ère nouvelle, Hippocrate vint apporter les ressources de son vaste génie. Hippocrate posa des dogmes et pendant vingt siècles ses doctrines autoritaires régnèrent sans conteste sur le monde médical ; les esprits les plus indépendants n'osèrent s'écarter des voies qu'il avait tracées, et le fougueux Paracelse lui-même, malgré ses diatribes violentes contre les Grecs, ne put s'affranchir de son influence. C'est dans Hippocrate que nous trouvons décrites pour la première fois ces fameuses carnosités qui devaient servir pendant si longtemps de base au traitement des rétrécissements de l'urèthre. Le médecin de Cos emploie les émollients; il dit bien (1) que le moyen de guérir ces caroncules est de les faire suppurer, mais pour atteindre ce but il n'a pas recours à un traitement plus énergique.

Galien ne fait que résumer les connaissances acquises avant lui. Déjà apparaît cette pratique singulière qui laisse à des gens étrangers à l'art le soin de traiter certaines affections; il y a des oculistes, des dentistes, des chirurgiens herniaires, des opérateurs de la cataracte, de la lithotritie, du cathétérisme.

A Rome les médecins grecs trouvèrent de violents adversaires, le vieux Caton les enveloppa dans la haine de tout ce qui portait un nom étranger; dans son traité d'agriculture il formula des recettes qui jouirent longtemps de la vogue populaire et dont Pline se fit l'historien.

Celse pratiqua le cathétérisme avec des sondes de cuivre; il en donne les dimensions : « pour les hommes, dit-il, la plus grande est de quinze doigts, la moyenne de douze et la plus petite de neuf. » Il se servit aussi de bougies faites avec du papyrus et enduites d'un onguent médicamenteux.

« *Satis est vel papyrum entortum vel aliquod ex penicillo in modum collyrii adstrictum eo (medicamento adhurente) illinere.* »

De la chute de l'Empire romain à la réforme du xvie siècle, la route est longue, inégale; la tradition hippocratique est perdue et c'est aux Arabes que l'on est forcé d'avoir recours. Au xiie siècle Gérard traduit Rhasès à Almangor, le canon d'Avicenne, le traité de chirurgie d'Albucasis.

1. Hippocrate. Aphorisme 82, livre IV.

Dans le cinquante-huitième chapitre de sa chirurgie intitulée *De curatione urinæ in vescia retente*, Albucasis (1), après des pratiques bizarres destinées à aider la sortie du calcul qu'il suppose arrêté au col vésical, conseille le cathétérisme. Ces rétentions d'urine peuvent du reste avoir pour cause des excroissances de chair : « *Urina in vesica retenta, erit vel obstructione, vel calculo, vel sanguine concreto, vel sanie, vel carne germinata et similibus his.* » Quant à la sonde, elle doit être « en argent, fine, lisse, creuse comme le tuyau (cannula) d'une plume d'oiseau, flexible comme un roseau et portant à son extrémité un petit *infundibulum.* » Il donne, sur la manière d'opérer le cathétérisme, des indications précises : « *Tum catheterem oleo, vel flore lactis et ovi albumine illines, et ægrum in sedem fac sedere, et vesicam ejus et penis foramen oleis humidis embroces vel oleo et aqua tepida ; tum catheterem in urethram leniter immutas donec ad urethræ radicem pervenerit. Tum caput virgæ sursum versus umbilicum flecte ; tum catheterem trudas introvisum, donec entraverit et prope sedem pervenerit, et tum infirmi virgam vertas et catheterem in illa ; tum trudas illum donec in vesicam advenerit, sentierit que infirmus illum jam in locum vacuum pervenisse.* » Mais, pour obtenir la sortie de l'urine quand la sonde est retirée, Albucasis emploie un moyen ingénieux : il introduit des fils de laine dans l'urèthre, il les laisse à demeure, et l'urine s'insinue le long de ces fils de laine et sort goutte à goutte du canal.

C'est l'affection calculeuse qui semble le plus préoccuper

1. Albucasis. *De chirurgica Arabice et Latinæ*, Cura Johannis Channing Oxonii, 1779,

les chirurgiens ; on pourrait dire qu'ils inventèrent les bougies non pour soigner le rétrécissement, mais pour aider la sortie d'un calcul engagé dans l'urèthre. Au xv° siècle, Antoine Guairner (1), professeur à l'Université de Pavie, préconise l'emploie de bougies de cire pour dégager le canal de l'urèthre obstrué par un calcul : « *Foramini virgæ candelam subtilem ceream vel virgulam stanneam aut argenteam immitte.* »

A la même époque, Arculanus, de l'École de Bologne, commentant le neuvième livre de Rhasès à Almanzor, « enseigne, dit Malgaigne (2), que la rétention d'urine peut être causée par une verrue ou de la chair développée dans le canal, ce qui constitue une obstruction charneuse, et l'obstruction qui succède à l'inflammation du canal rentre dans cette catégorie. »

Pour combattre cet état, Arculanus se sert de sondes soit en argent, cuivre, étain, bois, soit en cuir préparé convenablement, comme « le papier sur lequel on écrit. »

Jean de Vigo, dans la *Practica copiosa*, traite de la rétention d'urine qu'il attribue non comme Galien à l'ulcération de la vessie, mais à l'ulcération du col, et la preuve qu'il en donne, preuve peu probante à notre avis, et que nous ne comprenons guère, c'est qu'en introduisant une sonde dans l'urèthre, il a, au moment de l'entrée dans la vessie, la sensation d'un obstacle dépassé et en même temps une émission de sang. « C'est là peut-être la notion la plus ancienne que nous ayons sur les rétrécissements. »

Au xv° siècle les esprits fatigués des compilations des

1. Antoine Guairner. *De calculna passione*, cap. 15, 1412.
2. Malgaigne. Préface des œuvres d'Ambroise Paré, 1843, p. 92.

Arabes accueillirent avec joie la découverte des manuscrits grecs et romains, de Celse, de Paul d'Egine, etc. En même temps l'invention de l'imprimerie, la découverte de l'Amérique, bientôt suivie de l'apparition d'une maladie nouvelle, donnaient une active impulsion aux études de toutes sortes. Mais la fin de ce siècle et la première moitié du suivant ne furent qu'une époque de préparation (1).

« Paracelse mort, dit Malgaigne, l'Allemagne comme l'Italie était rentrée dans le repos. Les autres contrées du nord se débattaient contre la barbarie ; plus près de nous l'Espagne ne comptait pas un seul chirurgien de renom ; l'Angleterre plus misérable encore attendait que la France lui montrât le chemin ; et s'il est permis dans un sujet d'un ordre secondaire de se servir d'expressions aussi magnifiques, l'Europe entière faisait silence et semblait dans l'attente lorsque parut Ambroise Paré. »

S'il est une raison qui puisse nous engager à suivre dans l'exposé de notre sujet l'ordre chronologique, et à ne point prendre à part chaque manière de traiter les rétrécissements de l'urèthre, étudiant séparément la dilatation, la cautérisation, l'uréthrotomie, c'est certainement la difficulté d'éviter les redites dans l'exposé de ces méthodes qui présentent toutes, pour ainsi dire, une commune origine dans les procédés d'Ambroise Paré et des chirurgiens de son temps.

Pour Ambroise Paré, les rétrécissements qui surviennent à la suite des blennorrhagies sont dus à des carnosités siégeant à l'intérieur du canal.

Il recommande tout d'abord de provoquer leur ramollis-

1. Malgaigne, *loc. cit.*, page 222.

sement par des injections émollientes ; puis, « si on cog-
noist que les carnositéz soient calleuses et ayant pris cicatrice, alors les convient escorcher et rompre avec une sonde
ou verge de plomb, ayant, un doigt près de son extrémité
plusieurs aspérites commme une lime ronde ; et l'ayant
passé dans la verge outre les carnositéz, le patient ou le
chirurgien la tirera, repoussera ou retournera de costé et
d'autre tant de fois qu'il verra à son advis être nécessaire
pour comminuer les dites carnositéz, laissant fluer après
assez bonne quantité de sang afin de décharger la partie.
On pourra aussi user de quelques sondes propres pour tel
effect dedans lesquelles il y aura un fil d'argent et à l'extrémité d'iceluy une petite rondeur qui sera tranchante vers
le bout de la sonde afin qu'elle se cogne contre, pour la
mettre sans violence dans la verge à l'endroit des carnosités et alors on poussera la dite verge decontre la sonde
tant et si peu que l'on voudra ; car l'ayant ainsi poussée
on l'a retire tant de fois qu'on veut : ce faisant on pince
et comminue de ladite carnositez tant qu'il semble être bon
pour une fois. » Après l'ablation des carnosités A. Paré
veut que l'on fasse dessécher « les ulcères » par l'introduction de sondes « les plus grosses que le patient pourra en-
durer » et frottées avec du mercure. Il emploie aussi la
cautérisation ; peut-être ne fait-il que sacrifier aux dieux
de l'époque et par sa fécondité en prescriptions pharmaceu-
tiques est-il heureux de se rapprocher de ses confrères les
docteurs « en médecine et en philosophie. » Il a vu les
inconvénients de la cautérisation. « Il se convient garder
de trop user en la voie de l'urine de remèdes âcres et corrosifs ; pour ce que la sensibilité de ce conduit étant par-

iceux offensée pourrait être cause de grands accidents. «
Mais à côté de ces conseils de prudence il insiste sur l'innocuité d'un écoulement sanguin et va même jusqu'à le
provoquer. « Il ne faut avoir peur, dit-il, si de fois à autre vient quelque flux de sang des dites carnositéz car c'est
une chose fort convenable (évacuant une portion de la
matière coniointe) qui mesme soulage la partie et empêche
le mal de grandir attendu que le sang est cause de la carnositéz. Pour ce n'advenant de soi-même ledit flux de sang
ce sera fort bien fait de le provoquer directement par la
sonde. »

A. Paré avait fait de nombreux emprunts à Thiéry de
Héry. Celui-ci signale aussi le danger des cautérisations. Il
distingue dans l'évolution des carnosités deux stades dis-
tincts ; alors qu'elles sont récentes et molles il les traite par
l'introduction de chandelles de cire trempées dans la décoc-
tion de sabine ou d'algalies de plomb enduites de mercure ;
quant aux carnosités anciennes, dures, calleuses, il les ra-
mène au degré précédent par des injections émollientes.

Marianus Sanctus, qui, dit Malgaigne, ne semble avoir
eu en vue que le rétrécissement spasmodique, emploie pour
dilater le canal un instrument qu'il appelle « bec arqué »,
rostrum arcuatum « pour sa ressemblance avec le bec d'un
animal que les Vénitiens appellent arqué, et qu'en raison de
sa voix nous appelons terlinium ; sa longueur doit être
égale à celle de la verge afin qu'il opère la dilatation
jusqu'au col de la vessie. »

Peut-être, ajoute Malgaigne, cet instrument ne mérite-t-il
pas l'oubli dans lequel il est tombé, ou du moins pourrait-
il donner l'idée d'une dilatation du même genre à la fois

simple et efficace. » Mais si les contemporains de Marianus
Sanctus et ses successeurs immédiats ne se servirent pas de
son instrument, est-ce à dire que son procédé fut perdu ;
et que cette idée nouvelle de dilater par un instrument
approprié le canal rétréci, et non d'enlever par le fer ou
les caustiques un obstacle imaginaire, fut à jamais stérile ?
La méthode de Marianus Sanctus ne fut autre chose que
l'origine de la dilatation rapide, de la divulsion.

Alphonse Ferri décrit les sondes et instruments dont il
faut se servir dans la cure de la rétention d'urine causée par
les carnosités. Tout d'abord il cite l'instrument le plus simple qui dut tomber entre les mains du chirurgien : des tiges
creuses de plantes herbacées. D'une fabrication facile puisqu'on les trouvait toutes faites, de calibres variés, d'une
souplesse suffisante, les tiges de fenouil, de mauve, de persil
remplissaient à peu près le rôle de nos bougies exploratri-
ces ; elles servaient à la recherche des caroncules. Pour
obtenir la guérison de ces caroncules, A. Ferri emploie des
bougies de cire mêlées à du vert-de-gris « auxquelles l'art
et l'usage donnent la mollesse désirable. » Il se sert aussi
comme A. Paré de verges de plomb arrondies et flexibles,
de dimensions variées. « Il faudra, dit-il, enduire l'extrémité qui doit pénétrer dans l'urèthre de quelques-uns des
médicaments que nous dirons ; on peut en faire de la même
manière en or, en argent ou de tout autre métal semblable.
Ces algalies faites d'après les mêmes règles et de la même
matière doivent être arrondies et polies à leur extrémité
est partout uniformément pour pouvoir être introduites plus
facilement et couper et détruire la caroncule. » Comme
Thiéry de Hery, comme A. Paré, A. Ferri veut qu'on ra-

mollisse d'abord la caroncule par des injections émollientes, puis il emploie la cautérisation. Comme caustique, il se sert entre autres compositions d'un mélange d'alun, d'écorce de grenadier, de cérat de céruse ; il recommande de se servir d'un caustique qui ne soit ni trop mou ni trop liquide, mais suffisamment compacte pour ne point attaquer les parties voisines. Malheureusement tous ces onguents, même dans la main des plus habiles, ne peuvent manquer d'échouer souvent : Ferri en donne la raison dans la dureté spéciale de la caroncule, aussi « lorsque les moyens les plus doux ont échoué, il faut en essayer de plus forts et s'ils ne paraissent pas suffisants pour détruire la caroncule à raison de sa dureté calleuse il faut avoir recours à une algalie ou une sonde bien piquante et tranchante (*argalia vel specillo bene perforantibus et incidentibus*), pour pénétrer plus aisément, et il n'y a pas lieu de s'effrayer de l'effusion de sang produite par ces instruments ; c'est en effet une circonstance très salutaire pourvu que le sang vienne de la caroncule et non d'ailleurs..... J'ai vu plusieurs sujets guérir par la seule éruption de la sonde ou de l'algalie lorsqu'elles avaient traversé cette caroncule, l'urine en passant par sa vertu détersive et dessicative amène la cicatrisation sans aucun secours de l'art. » Ferri a observé des récidives fréquentes de rétrécissements, pour maintenir après la guérison le canal dilaté il introduit une sonde simple ou cathérétique « autant de fois qu'il sera nécessaire. »

Amatus Lusitanus, dans sa quatrième centurie, observation 19, raconte la cure qu'il opéra en 1556 à Rome sur le docteur Castelli. Après l'emploi inutile d'une tige d'ail ointe d'huile d'amande, puis d'une bougie de cire, il eut

recours à la cautérisation qu'il pratiqua en laissant à demeure dans l'urèthre pendant six à huit jours une bougie
de cire présentant à son extrémité une rainure garnie d'un
caustique ; le malade enlevait la bougie pour uriner et l'introduisait de nouveau aussitôt après. Les huit jours suivants il passa des bougies simples mais d'un calibre supé-
riéur, pour se servir ensuite d'injections détersives et
un mois après son malade était guéri. Amatus Lusitanus
raconte qu'il doit ce procédé à Aldéréte, « médecin fort
célèbre qui vivait à Salamanque. » Malgaigne fait remarquer que Guaiener au xv⁵ siècle mentionne ces bougies de
cire sans s'en donner comme l'inventeur. « Au milieu du
xvi⁵ siècle, dit Malgaigne, leur emploi simultané par Thiéry
de Héry qui était revenu d'Italie avant 1540 et par A. Ferri
qui écrivait en 1548 avant la publication du livre de La-
cona prouve assez que leur usage s'en était conservé ailleurs
qu'à Salamanque. »

En résumé la pratique des chirurgiens qui représentent
la seconde moitié du xvi⁵ siècle, A. Paré, A. Ferri, Marianus Sanctus, Thiéry de Héry est un mélange bizarre de
théories fausses et d'applications heureuses. La croyance
aux carnosités les conduisit forcément à l'emploi des caustiques, mais par l'introduction dans l'urèthre, de sondes de
plomb, de bougies de cire, ils firent de la dilatation sans le
savoir, dilatation favorisée par un certain degré d'inflammation dû, soit à la présence seule dans le canal de ces
bougies, soit aux médicaments dont elles étaient enduites.
Enfin les plus hardis allèrent jusqu'à la déchirure de l'urèthre, jusqu'à la ponction du rétrécissement et par la façon
dont ils insistèrent sur l'innocuité de l'écoulement sanguin

qui survenait après leurs manœuvres, préparèrent pour plus tard le principal argument des partisans de la dilatation rapide, du cathétérisme forcé.

En 1639, Joseph Corillard qui s'intitule « chirurgien opérateur » publie des observations iatro-chirurgiques relatives aux calculs vésicaux, à la taille par le grand appareil, aux carnosités de l'urèthre.

En 1653, Stephanus donne des commentaires sur Hippocrate et sur une partie du canon d'Avicenne. Dans cette première moitié du xviie siècle on croit encore aux carnosités et on emploie la cautérisation.

Loyseau se servit de la poudre de sabine incorporée à du beurre frais pour guérir Henri IV d'un rétrécissement uréthral survenu à la suite de blennorrhagie. Il introduisait le caustique dans l'extrémité de la sonde, et, celle-ci en place, c'est-à-dire venant butter contre la coarctation, il faisait glisser dans son intérieur un stylet qui venait pousser le caustique et le déposer sur le point rétréci. Ce traitement alternant avec des injections émollientes aurait guéri le roi en douze jours.

C'est à cette même époque qu'il faut reporter l'application des incisions externes à la cure des rétrécissements. Rhazès au xe siècle, Avicenne au xie avaient bien pratiqué la ponction de la vessie, mais ils n'avaient eu pour but que de remédier à la rétention d'urine, traitement purement symptomatique et ne s'adressant nullement au tissu même de la coarctation. Ce n'était pas encore, il est vrai, l'uréthrotomie externe proprement dite, mais la boutonnière périnéale avait un but curatif, celui de permettre l'introduction du caustique chargé de détruire l'obstacle. Ce fut là la pratique de Solingen, de Richard Wiseman qui devait l'idée d'inciser l'urèthre « au célèbre chirurgien Edevard Molins. »

Saviard, 1656-1702, employa le cathétérisme forcé.

Dionis ne croit plus guère aux carnosités ; parlant des obstacles qui peuvent arrêter le cours normal de l'urine : « on ajoute, dit-il, un sixième empêchement qui est de la carnosité qu'il faut consumer, mais je ne suis pas bien persuadé qu'il y en ait. » Ce qui s'oppose à l'émission de l'urine, ce qui arrête la sonde, ce sont : « des callosités le long de ce conduit causées par des cicatrices d'ulcères qui l'étrécissent » aussi n'aura-t-il point recours pour les enlever à la sonde tranchante d'A. Paré ni à celle de Francisco Diaz. « C'est se tromper que d'espérer en venir à bout avec les instruments. » Il se servira d'une petite sonde « dont l'extrémité sera un peu creuse afin de mettre de son remède dans cette petite cavité. » Cet instrument qu'il s'attribue naïvement n'est autre que celui d'Albucasis. Quant à sa cautérisation il la pratique en plusieurs temps ; il attend la chute d'une première eschare, puis cautérise de nouveau et ainsi de suite jusqu'à ce qu'il ait franchi la cicatrice calleuse ce dont il s'aperçoit par la longueur de la sonde introduite dans le canal. Il continue alors le traitement avec une sonde d'argent frottée de mercure, non pour cautériser ni dilater mais pour dessécher la cicatrice. Cette dernière partie de son procédé est, comme on le voit, empruntée à A. Paré.

Avec le xviiie siècle apparaît la distinction précise des différentes méthodes ; celles-ci se dessinent nettement et revê-

1. Dionis. Cours d'opérations, Paris 1716, page 196.

tent, pour ainsi dire, une sorte de personnalité; on a analysé les procédés anciens, on y a puisé des données qui, sous l'influence des tendances de chacun, vont prendre une figure spéciale ; il y aura des partisans de la dilatation progressive, des partisans de la dilatation brusque, de la cautérisation, de l'uréthrotomie.

La dilatation est préconisée par Bénévoli, Col de Villars, Astuc.

Bénévoli (1) attribue les rétrécissements de l'urèthre à une affection du grain hordeacé (vésicule séminale). Il emploie un traitement purement antiphlogistique, fomentations tièdes locales, bains généraux, mais rejette les injections émollientes. Il proscrit tous les corrosifs et tout ce qui peut avoir une action irritante sur les organes génito-urinaires. Enfin après la cessation de la phlegmasie il passe dans l'urèthre des bougies de calibre de plus en plus gros, bougies qu'il laisse à demeure de trois à quatre heures.

Col de Villars (2) rejette comme Bénévoli la cautérisation ; il dilate le canal à l'aide de bougies de cire, de calibres divers, variant de la grosseur d'un stylet à celle d'une plume à écrire.

Astuc (3) se sert de baguettes de plomb qu'il laisse en place trois ou quatre heures par jour. Chez lui, comme chez Col de Villars, comme chez Bénévoli on voit revenir la préoccupation de la récidive du rétrécissement. « L'urèthre, dit Col de Villars, a toujours de la disposition à se rétrécir ».

1. *Nuovo proposizione intornio allia carumculà* 1824. ch. VIII page 147.
2. Col de Villars. Cours de chirurgie 1741. vol. IV, page 225.
3. Astuc. Traité des maladies vénériennes. tome III page 245.

« On n'obtient jamais, dit Astuc, une cure radicale mais seulement une cure palliative. » Ils ont constaté tous trois la tendance du tissu constituant la coarctation à revenir sur lui-même, aussi conseillent-ils l'usage de la sonde pendant un certain temps après la guérison.

A côté de cette pratique il faut placer celle de Daran. Le procédé de ce chirurgien consistait à provoquer dans l'urèthre une suppuration assez abondante pour favoriser sa dilatation par des bougies de cire. Celles-ci étaient à la fois l'agent de la cautérisation et celui de la dilatation ; le premier de ces effets s'obtenait par un caustique entrant dans leur composition, caustique dont Daran fit grand mystère, et qui par là contribua beaucoup à la vogue du procédé.

John Hunter (1), par une singulière contradiction nia l'existence de tout lien entre la blennorrhagie et le rétrécissement uréthral, et à une époque où chaude-pisse et vérole étaient passibles d'une même thérapeutique, il employa dans le traitement des rétrécissements la cautérisation au précipité rouge. Il abandonna bientôt ce procédé et remplaça les caustiques alors employés par le crayon de nitrate d'argent. De là on fit du chirurgien anglais l'inventeur et le promoteur de la cautérisation ; pendant longtemps il ne se produisit pas un accident par ce procédé infidèle, manié souvent par des mains inhabiles, dont on ne l'en rendit responsable, et bon nombre de gens crurent que Hunter traitait tout rétrécissement de l'urèthre par l'appli-

---

1. J. Hunter. *Œuvres complètes*, par G. Richelot, Paris 1843. Tome II, page 317.

cation de la pierre infernale. Or il est facile de se rendre compte :

1° Que la cautérisation en tant qu'action sur les tissus d'un caustique quelconque existait bien avant lui ;

2° Que la cautérisation avec le nitrate d'argent ne fut pas plus son œuvre, puisque d'après son élève même. Everard Home, Wiseman en aurait eu l'idée avant lui, et que pour Sédillot, François Roncalli en serait l'auteur ;

3° Et qu'enfin Hunter n'eut recours à la cautérisation que comme moyen extrême et employa au contraire beaucoup la dilatation. Même dans le cas où il se servit de nitrate d'argent, « dès qu'on peut faire passer une bougie, dit-il, on doit continuer le traitement comme pour le rétrécissement ordinaire. » Et ce traitement, ce n'est ni la dilatation rapide, ni le cathétérisme forcé, car il ajoute : « J'ai toujours donné la préférence au mode de traitement le plus doux dans les cas où il était possible de passer une bougie. » Quant au mode d'action de la dilatation il serait non-seulement mécanique, mais aussi vital. Par cette dernière expression, Hunter voudrait dire, d'après Desault, que l'irritation causée par la présence de la sonde au niveau du point rétréci occasionnerait une suffusion plastique entre les divers feuillets des tissus circonvoisins, par ce fait même les accolerait l'un à l'autre et préviendrait la récidive de la maladie. Si ce fut là la pensée de Hunter, nous avons le droit de nous étonner « car, dit Voillemier, on comprendrait qu'on pût guérir un rétrécissement en le refoulant en dehors et en le faisant adhérer aux parties adjacentes, si les parois formaient un tube rigide. Au contraire si celles-ci sont formées de parties molles, plus les tissus environnants seront atteints, plus le rétrécissement sera inextensible. »

Hunter institua la dilatation que Voillemier appelle dilatation inflammatoire ulcérative, méthode dans laquelle la destruction du rétrécissement est le résultat de son ulcération, et se produit soit par les caustiques, soit par la pression modérée. Le tissu du rétrécissement, produit accidentel, aurait une aptitude spéciale à l'ulcération et à la résorption ; il suffirait de laisser la sonde au contact de la coarctation et d'attendre, en exerçant une légère pression, l'ulcération successive de ses différents plans. Hunter avoue la possibilité de fausses routes, mais pourvu que l'on rentre dans l'urèthre, il ne voit pas là d'inconvénient.

Everard Home continua la méthode de Hunter tout en exagérant les idées de son maître, et fut un des plus violents détracteurs de la dilatation ; mais il devait à son tour trouver un adversaire en Benjamin Bell (1).

En même temps les perfectionnements apportés à la fabrication des sondes donnaient aux partisans de la dilatation une supériorité incontestable.

En 1768, Macquer (2) avait trouvé le moyen de dissoudre le caoutchouc et eu l'idée de l'employer à la confection des sondes.

En 1779, Bernard avait de son côté présenté à l'Académie de chirurgie des sondes flexibles composées d'un mandrin d'argent contourné en spirale, autour duquel s'enroulait un fil de soie, le tout recouvert d'une couche de caoutchouc. Poussant plus loin ses expériences il supprima

1. Benjamin Bell. *Cours complet de chirurgie théorique et pratique.* Paris, 1796, t. II, p. 121.
2. *Mémoires de l'Académie de Médecine*, 1768.

le mandrin d'argent et le caoutchouc et confectionna simplement ses sondes en recouvrant un tissu de soie roulé, d'un mélange d'huile grasse et de litharge.

Desault et Chopart préconisèrent l'emploi de ces sondes élastiques qui pouvaient rester dans l'urèthre tout en permettant au malade d'uriner. Mais la pratique de Desault et de Chopart est-elle la dilatation comme nous l'entendons aujourd'hui ?

Chopart (1) distingue les rétrécissements en accidentels se produisant à la suite d'excès de table, d'excès vénériens, et en permanents ou chroniques consécutifs à d'anciennes blennorrhagies.

Il attribue le rétrécissement de la première catégorie à la congestion sanguine des parois uréthrales ; aussi recommande-t-il de ne pas s'étonner si par le cathétérisme on provoque dans ces cas un écoulement de sang plus ou moins abondant, suivi d'un sentiment de cuisson de l'urèthre, du gonflement de la verge et de l'uréthrite.

A l'appui de sa pratique il cite un long passage de Saviard qui expose ainsi le cathétérisme forcé : « J'étais donc forcé en le sondant, dit Saviard, de faire des efforts considérables et de pousser le doigt indice de ma main gauche dans le fondement pour soulever l'extrémité de la sonde de peur que la violence avec laquelle j'étais obligé de la pousser ne me mît en danger de percer la vessie ou le rectum comme il est arrivé à d'autres chirurgiens... Je le sondais et je faisais sortir par ce moyen toute l'urine contenue dans la vessie, ensuite on le saignait, on le rafraî-

1. Chopart. *Traité des maladies des voies urinaires*, p. 203 et suivantes.

chissait tant par les lavements que par la tisane et deux ou
trois jours après il s'en retournait travailler comme d'ordinaire. »

Quant aux rétrécissements chroniques ou permanents
dus à des blennorrhagies anciennes, Chopart les divise en
deux classes selon qu'ils sont constitués par des nodosités
disséminées dans les parois de l'urèthre ou par de vérita-
bles coarctations produisant une gêne de la miction recon-
naissable à la finesse et au peu de force du jet urinaire.
Aux premiers il oppose des injections alcalines, des fomentations alcalines, des bains, des frictions mercurielles
locales, aux seconds la dilatation progressive. Mais
souvent cette dilatation est insuffisante, il revient alors
au cathétérisme forcé qu'il pratique avec une algalie
de la grosseur de celle d'un enfant ; si malgré la peti-
tesse de cette sonde il ne peut la faire pénétrer il a recours au tour de vrille de Desault et la tourne « doucement
sur son axe comme une vrille dans le canal de l'urèthre
en même temps qu'il la pousse contre la résistance. »
Ayant ainsi pénétré dans la vessie, il laisse la sonde à demeure pendant quatre à cinq jours et la remplace ensuite
par une sonde en gomme élastique plus grosse.

Chopart attribue ces rétrécissements à des brides
fibreuses et il explique la guérison par le contact de la
sonde longtemps prolongé, déterminant l'ulcération de ces
parties et la formation d'une cicatrice plate.

Il n'est point partisan de la cautérisation, des bougies
fondantes suppuratives, il leur reproche d'exiger un temps
trop long et de provoquer une inflammation du canal pouvant déterminer la rétention. « Au reste, dit-il, la crainte

de faire une fausse route, la longueur du traitement et l'incertitude du succès doivent éloigner de recourir à ce procédé. »

Le fait saillant de la pratique de Chopart c'est son insistance sur la nécessité de pratiquer la dilatation progressive alors que par un moyen plus ou moins heureux il est arrivé à franchir le rétrécissement et à donner issue à l'urine. « Il faut engager le malade, dit-il, à persévérer longtemps dans l'usage de la sonde élastique moins incommode que l'algalie flexible comme le seul moyen qui puisse le rendre à la société dans un état sain (1). »

Boyer distingue le rétrécissement spasmodique du rétrécissement permanent (2). Le premier cède aisément aux bains, aux antispasmodiques, aux embrocations sur le périnée avec un liniment opiacé et camphré, aux lavements émollients, à l'opium par la bouche ou en injections anales. Le second doit être considéré selon qu'il présente les caractères suivants :

1° Difficulté d'uriner plus ou moins grande ;

2° Arrêt complet du cours de l'urine.

3° Crevasses à l'urèthre, infiltration urineuse, abcès dégénérés en fistules.

Dans le premier cas l'affection est purement locale, on ne peut la guérir que par des moyens purement locaux, les bougies et les sondes. Boyer rejette la cautérisation et se sert de bougies de gomme élastique : « moins on fait de vio-

---

1. Chopart. *Loc. cit.* page 214.

2. Boyer. *Traité des maladies chirurgicales et des opérations qui leur conviennent*, 4e édition, Paris 1831, tome IX, page 203 et suivantes.

lence à la partie de l'urèthre rétréci, mieux cela vaut. Il n'est
quelquefois pas possible d'éviter un peu de douleur mais il
faut bien prendre garde d'employer un degré de force capable de faire saigner l'urèthre, et quand cela arrive retí-
rer à l'instant la bougie, crainte de faire une fausse route
si on continuait à l'enfoncer avec force (1). »

Si, employant le degré de force que la prudence permet,
on ne peut la faire pénétrer, il faut la retirer et en introduire une plus fine le lendemain. La bougie une fois introduite, Boyer la fixe et la fait garder au malade jusqu'à ce
qu'il ressente le besoin d'uriner en tenant compte des
dispositions individuelles qui font, par exemple, que certaines personnes ne peuvent la tolérer plus d'un quart
d'heure. Au lieu de la retirer le soir pour la réintroduire le
lendemain matin, il conseille de la remettre aussitôt après
la miction. Quand le canal est suffisamment dilaté, il substitue
aux bougies pleines, la sonde en gomme élastique qu'il
laisse à demeure dans la vessie pendant cinq à six jours
pour la remplacer par une sonde d'un calibre immédiatement supérieur. Dans toutes ces manœuvres Boyer recommande bien de ne pas aller trop vite dans la succession des
numéros, de garder le même pendant plusieurs jours avant
de passer au suivant. « Ce n'est, dit-il, qu'après avoir
employé pendant plusieurs jours des bougies d'une certaine
grosseur qu'on doit en passer d'une grosseur immédiatement au-dessus (2). »

Il y a loin de là au cathétérisme forcé. Il est vrai que dans
les cas graves où l'urine est complètement supprimée, où

1. Boyer. *Loc. cit.* tome IX, page 219.
2. Boyer, *loc. cit.* page 122.

surviennent des complications graves comme l'infiltration urineuse, il détermine l'ulcération du rétrécissement au moyen des bougies en le détruisant avec des caustiques ou en le forçant avec une sonde métallique.

Boyer ne comprend pas le tour de vrille que l'on attribue à Desault se servant d'une sonde ordinaire très solide. Il croit que ce chirurgien obtenait ses succès en poussant avec force contre l'obstacle dans la direction du canal. Il n'aurait trouvé qu'un seul cas pendant tout le temps qu'il a exercé à l'Hôtel-Dieu de Paris où il eût été obligé de pratiquer la ponction de la vessie.

Quant à lui, Boyer se servit pendant vingt années « avec le plus grand succès » de sondes coniques presque pointues, d'un calibre moyen, à parois très épaisses, allant en diminuant du pavillon à l'extrémité qui se termine en pointe mousse. Les ouvertures doivent être espacées. On glisse dans leur intérieur un stylet assez gros pour les remplir exactement et ajouter à leur force. Boyer n'aurait rencontré d'obstacle au cathétérisme pratiqué à l'aide de ces sondes, que chez d'anciens malades traités auparavant par le nitrate d'argent. « Avec les sondes coniques, dit-il, on se fraye comme une route artificielle dans la route même de la nature ou, en d'autres termes, une sorte de ponction dans l'urèthre même (1). »

Si une première tentative échoue, on doit retirer la sonde, la remplacer par une bougie, afin de garder le terrain déjà gagné et agir par des antiphlogistiques. Quand la dilatation a eu lieu, on doit laisser en place la sonde pen-

1. Boyer, *loc. cit.*, p. 243.

dant deux ou trois jours. Elle est d'abord serrée dans le canal, mais devient bientôt mobile, on la remplace par la sonde en gomme élastique de calibre inférieur. Au bout de six à huit jours on recommence la dilatation en employant des sondes plus grosses. Boyer, lui-même, reconnut l'inefficacité de ce traitement, « la tendance des rétrécissements à revenir est une vérité de fait sur laquelle on ne saurait trop insister auprès des malades. »

Ph. Sos. Roux est le seul parmi les modernes qui ait adopté la dilatation forcée. Dupuytren avait accepté les idées de Hunter sur la dilatation vitale et opérait la dilatation lente et progressive avec une bougie conique qu'il présentait au rétrécissement et l'y maintenait jusqu'à ce que cette légère compression triomphât de l'obstacle (1).

Un autre procédé qui tenait le milieu entre la dilatation forcée et l'uréthrotomie interne était aussi employé à la fin du xviii° siècle et au commencement du xix°. Félix Pascal, médecin de l'Hôtel-Dieu de Brie-Comte-Robert, dans ses annotations du traité de Chopart raconte qu'un chirurgien de Nîmes, nommé Montagnon, en présence d'un rétrécissement siégeant à la région scrotale où avaient échoué les bougies fines, les cordes à boyaux, porta jusqu'à l'obstacle une sonde de plomb à extrémité antérieure aiguë. Après avoir ainsi ponctionné le rétrécissement, il fit de la dilatation progressive à l'aide d'une sonde de plomb mousse, puis ensuite de bougies et obtint ainsi la guérison. Viquerie, chirurgien de l'Hôtel-Dieu de Toulouse, se servit avec succès du trocart dans un cas traité inutilement par la cautérisation d'après le procédé de Hunter.

1. *Archives générales de médecine*, 1827, tome XIV, page 385.

La Faye se serait servi d'une sonde à dard pour perforer une tumeur sarcomateuse de la vessie. « Les inconvénients de cette sonde, dit Boyer, sont si évidents et si grands que personne n'a osé s'en servir et que probablement on ne s'en servira jamais. »

A la même époque, le docteur Physick de Philadelphie (1795) pratiquait l'incision du rétrécissement au moyen d'une lame qu'il faisait saillir d'une canule d'argent. John Bell ponctionnait l'obstacle à l'aide d'un trocart dans un cas de rétrécissement long et opiniâtre compliqué de fistules périnéales ; Dœrner et Dzondi en Allemagne employaient un appareil formé d'une lame mince et courte cachée dans un tube.

En 1819, Arnot pensa à diviser les rétrécissements d'arrière en avant après les avoir ponctionnés, et inventa un instrument composé de deux lames s'écartant après avoir franchi l'obstacle.

En 1823, Mac Ghie proposa un uréthrotome, différent de celui de Physick par l'addition d'un petit conducteur destiné à guider la lame dans le rétrécissement. La même année, Civiale inventait son instrument à lame cachée.

En 1824, Amussat présenta à l'Académie de médecine un coupe-bride ressemblant à celui d'Ambroise Paré, et un véritable uréthrotome portant une lame cachée dans la canule.

A partir de cette époque, l'uréthrotomie fut à la mode, chaque chirurgien voulut avoir son uréthrotome ; mais ce fut néanmoins pour cette méthode une période de transition, car elle était considérée comme devant être suivie nécessairement de la cautérisation ou de la dilatation foreée.

Cette pratique lui créa de grands inconvénients, et beaucoup de bons esprits la résumèrent ainsi : dangers sérieux et résultats incertains ; aussi tomba-t-elle en discrédit jusqu'au jour où Reybard, attribuant à la dilatation consécutive les accidents de l'uréthrotomie interne, au peu de profondeur des incisions, la récidive inévitable, préconisa l'incision franche des tissus coarctés. Son uréthrotome se compose d'une canule fendue renfermant un mandrin dont le jeu fait saillir ou rentrer la lame. « L'uréthrotome de Reybard a un inconvénient qu'il partage avec tous les instruments agissant exclusivement d'arrière en avant ; son volume est trop considérable pour traverser les rétrécissements très étroits, c'est dire qu'il ne peut être utilisé dans les cas où l'uréthrotomie est le plus manifestement utile. Cette critique s'adresse bien plutôt à la méthode qu'à l'instrument » (1).

Malgré les travaux de Wateley en 1804, malgré les efforts d'Arnot en 1819 la cautérisation avait été presque partout abandonnée. En France A. Petit essaya de la faire revivre et présenta à l'Académie des sciences un porte-caustique formé d'un tube en caoutchouc, ouvert aux deux bouts et portant à l'une de ses extrémités le caustique fixé à l'aide d'une pièce de cire fondue. Cette tentative ne réussit point, mais en 1822 Théodore Ducamp (2) vint donner à la cautérisation une nouvelle vogue en substituant la cau-

1. Gaujot et Spillmann. *Arsenal de la chirurgie contemporaine*, tome II, page 747.
2. Théodore Ducamp. *Traité des rétentions d'urine* 1822, page 150.

térisation latérale à la cautérisation directe. L'opération comprenait trois temps :

1° Exploration du rétrécissement à l'aide d'une bougie porte-empreinte dont l'extrémité de substance molle se moulait sur les inégalités de l'obstacle et en donnait la forme ;

2° Cautérisation latérale obtenue au moyen du nitrate d'argent placé dans un cylindre de platine, creusé lui-même d'une rainure latérale, le tout porté par un mandrin analogue à celui de Hunter ;

3° Dilatation consécutive produite par des dilatateurs à insufflation et des bougies à ventre.

Cette méthode avait pour avantage de ne point exposer le chirurgien à cautériser des parties autres que le rétrécissement, de faire des cautérisations dans le sens de l'axe du canal, et devait donner des résultats comparables à ceux de l'uréthrotomie interne. Mais la pratique ne réalisa pas les espérances qu'avait données la théorie, et ses partisans les plus convaincus en reconnurent eux-mêmes les inconvénients.

Lallemand substitua au porte-caustique de Ducamp un instrument constitué par un tube en platine ouvert aux deux bouts. Un mandrin de même métal présentait à son extrémité vésicale une cupule destinée à contenir le nitrate d'argent et se terminait par un bouton servant d'obturateur à la canule dans l'instrument fermé. Pour pratiquer la cautérisation il suffisait de tirer à soi la canule pour mettre à nu la cupule du mandrin. Cette méthode fut d'abord acceptée avec enthousiasme, mais les imitateurs dépassèrent le maître et malgré l'anatomie pathologique qui démontra quelle était irrationnelle, malgré l'expérience qui prouva qu'elle était inutile et souvent même dangereuse, elle eût encore vécu longtemps si les excès des élèves de Ducamp n'avaient fourni l'occasion de son discrédit. A la fin de sa carrière chirurgicale, Lallemand lui-même renonça à son procédé de cautérisation et employa la dilatation subite.

Plus tard Ségalas et Leroy d'Etiolles reprirent la cautérisation. Leroy d'Etiolles se servait d'une canule munie d'œillet et terminée par une olive d'un diamètre sensiblement plus fort que le corps de la sonde. L'application se faisait en retirant la sonde d'arrière en avant d'où le nom de cautérisation latérale rétrograde.

Plus récemment la potasse caustique a été préconisée en Angleterre. Thompson s'est livré à des expériences comparatives sur l'action du nitrate d'argent et de la potasse caustique. Cette dernière aurait une action bien plus énergique. Enfin rentrant toujours dans la cautérisation, nous pouvons citer le galvano-caustique chimique préconisé par Mallez et Tripier, en 1866, et défendu dans une thèse de 1870 par le Dr Campo-Bautista. L'application d'un courant continu à un corps vivant, à l'aide de deux électrodes inaltérables détermine la formation d'une eschare sur les points en contact avec ces électrodes. Ces deux eschares seraient de nature différente, la positive étant comparable à celles produites par les acides et par le feu, la négative à celles produites par les alcalis. Ces différences se retrouveraient dans les cicatrices consécutives, les premières étant dures et rétractiles, les secondes molles, minces, peu ou point rétractiles. « La production des eschares par l'électrolyse, dìt Tripier, se faisant à froid et l'action analytique étant exactement limitée aux points de contact des électrodes, toutes les régions accessibles à une sonde ou à un stylet peuvent être aisément cautérisées sans crainte de léser les parties voisines. »

En 1835 Mathias Mayor employa le cathétérisme forcé. Il se servait de sondes d'étain pleines ou creuses divisées en six numéros du diamètre de 6 à 9 millimètres et d'autant plus grosses que le rétrécissement était plus étroit.

Ce que peut avoir de paradoxal une telle pratique est cependant en rapport avec un fait réel constaté par tous les anciens chirurgiens, à savoir qu'il est plus facile dans certains cas de pratiquer le cathétérisme avec une grosse sonde qu'avec une petite. On en a donné des explications diverses qu'a rapportées Voillemier, Fabrice de Hilden invoquait la facilité pour une petite sonde d'être arrêtée par les replis de la muqueuse. Pour Ledran, la sonde de gros calibre dilatant le *vestibule* du rétrécissement produisait par cela même l'écartement des parois coarctées.

Mayor, quoi qu'il en dise, eut beaucoup d'insuccès. « Boinet, dit Voillemier, raconte que sur un malade de l'Hôtel-Dieu dont le rétrécissement pouvait être traversé par une bougie fine, Mayor essaya vainement d'introduire les quatre premiers cathéters, malgré des tentatives réitérées et des efforts prolongés, que le lendemain il se servit des n° 1 et 2, puis du cathéter conique sans plus de succès. Il cite encore un autre malade qui fut sondé avec tous ses cathéters excepté ce dernier sans qu'on pût arriver dans la vessie. Enfin on a constaté des hémorrhagies graves, des

fausses routes, des déchirures circulaires de l'urèthre et
même des cas de mort (1). » .

Le cathétérisme forcé reposait sur cette donnée fausse
qu'en dilatant les parois de l'urèthre en avant du rétrécissement celui-ci suivait le mouvement d'expansion qui se con-
tinuant de proche en proche permettait l'introduction de la
sonde. Mais il eut fallu pour cela que l'urèthre ne fût atteint que dans son calibre et non dans la constitution de
ses tissus, que ses propriétés physiques et physiologiques
fussent restées indemnes ; il se produisait en effet simplement un cul-de-sac au fond duquel le rétrécissement dur,
inextensible était fortement repoussé. De là des fausses
routes dans la partie restée souple et dilatable, des déchirures circulaires de l'urèthre et tous les accidents de la pression exagérée.

Ces raisons firent tomber la méthode de Mayor, mais de
cette méthode en naquit une nouvelle, la dilatation rapide.
De la dilatation forcée à la dilatation rapide il n'y avait
qu'un pas, Michœléna et Perrève se chargèrent de le faire.
Leur principe n'était autre que celui du cathétérisme forcé.
mais attenué, rendu plus sage.

Le point nouveau de cette méthode consistait à procéder
avec lenteur (*festina lente*) et à traverser d'abord le rétrécissement pour le distendre ensuite d'arrière en avant.

Le cathéter de Michœléna est creux, divisé dans toute sa
longueur en deux moitiés reliées entre elles par leur surface
concave au moyen de petites lames métalliques articulées.
Une vis placée sur le manche de l'instrument permet de

1. Voillemier. *Traité des maladies des voies urinaires*, l. 1,
p. 193.

faire glisser les deux lames l'une sur l'autre dans le sens de leur longueur et produit ainsi leur écartement.

Dans le dilatateur de Perrève les deux lames s'écartent directement par l'introduction d'un mandrin métallique. Si le rétrécissement en trop étroit pour laisser passer le cathéter, Perrève l'élargit avec des bougies de grosseur différente. Il laisse entre chaque séance un intervalle de trois à quatre jours et affirme l'innocuité de son procédé.

Enfin pour produire la dilatation on a eu recours à des bougies à cordes de boyau se dilatant dans le canal, à des injections d'huile. Cette dernière méthode fut soutenue en 1822 par Despiney (1), de Bourg et Citadini. Amussat lui-même y eut recours.

1. Dictionnaire en XXX volumes p. 62 lettre R.

CHAPITRE IV

Après avoir ainsi passé en revue les différents procédés que l'on a employés jusqu'à nos jours nous ne pouvons mieux faire que d'exposer comme conclusions les méthodes dont se servent aujourd'hui nos maîtres les plus éminents.

Nous avons essayé de tirer de l'ordre chronologique des faits tout l'enseignement que nous pouvions. Aussi maintenant qu'il est de peu d'intérêt pour nous de savoir qu'en telle année telle méthode fut préconisée alors qu'en telle autre année telle autre méthode était partout adoptée, étudierons-nous les divers modes de traitements non plus d'après la date de leur apparition mais d'après le principe même qui leur sert de fondement.

DILATATION

La dilatation est le mode de traitement se présentant le plus facilement à l'esprit et partant le plus fréquemment employé. Henri Thompson considère trois cas dans lesquels la dilatation peut s'appliquer : les cas simples, les cas difficiles, et les cas très-difficiles.

a. — Dans les cas simples on se servira d'une bougie flexible d'un diamètre en rapport avec le degré de la coarcsitation. On ne la laissera pas à demeure mais au contraire on la retirera aussitôt. On répétera cette manœuvre, deux ou trois jours après, avec la même sonde jusqu'à ce que son introduction se fasse avec la plus grande facilité, auquel cas on emploiera des sondes d'un calibre progressif. Le malade aura uriné avant le cathétérisme afin d'éviter l'action irritante de l'urine dans une miction immédiate. En même temps on recommandera au malade d'éviter tout ce qui pourrait amener la congestion des organes génito-urinaires et on combattra l'acidité de l'urine, si elle se produit, par l'usage des alcalins. On continuera la dilatation en introduisant à chaque séance d'abord la bougie tolérée dans la séance précédente, puis celle immédiatement supérieure.

On pourra ainsi dans la même séance arriver à passer dans le canal deux ou trois numéros successifs. Quant à la tendance du rétrécissement à revenir sur lui-même, elle serait heureusement modifiée par l'usage des bougies à ventre. Dut-on même inciser le méat pour les introduire, les bougies promenées le long du rétrécissement, produiraient, suivant Thompson, d'excellents résultats. Pour nous, elles ne font qu'exagérer la dilatation momentanée, mais sont tout à fait impuissantes sur la rétractilité consécutive, car pas plus que les bougies ordinaires elles ne sauraient avoir d'action sur les propriétés physiologiques des parois de l'urèthre.

Enfin Thompson insiste sur ce point qu'il ne faut pas cesser brusquement la dilatation mais insensiblement en éloignant de plus en plus les séances de cathétérisme. Une dernière précaution afin d'éviter les récidives, consiste à apprendre au malade à se sonder lui-même, et à lui conseiller de le faire de temps à autre.

b. — Dans un cas difficile, celui d'un rétrécissement

offrant à une première tentative de cathétérisme un obstacle infranchissable, Thompson veut que l'on emploie une sonde mince en gomme élastique sans stylet, ou une sonde d'argent très mince mais d'une résistance cependant suffisante.

A l'aide de ces instruments, en procédant avec la plus grande prudence, en recommençant plusieurs jours de suite s'il le faut, en ne forçant pas lorsque l'on sent la sonde engagée, en cessant toute tentative au bout de vingt à trente minutes d'efforts de peur d'augmenter encore la coarctation par la congestion occasionnée par ces manœuvres, on arrivera nécessairement à triompher de l'obstacle.

Il peut être utile, suivant Thompson, d'exercer au niveau du rétrécissement une certaine pression. Mais dans ce cas comment reconnaître que l'on est bien en face de la coarctation et non devant une fausse route? Le trajet rétréci se reconnaîtra à ce que la sonde y restera maintenue et serrée, tandis que dans la fausse route, on aura la sensation d'un obstacle brusquement vaincu et la faculté de mouvoir la sonde.

c. — Dans un cas très difficile ce chirurgien recommande de déterminer, si faire se peut, la position de l'orifice du rétrécissement, puis le malade étant couché sur le dos on pratique une injection de 15 à 20 grammes d'huile d'amande ou d'huile belladonée. Ayant retiré la seringue sans laisser écouler l'huile, on introduit la sonde qui ne doit pas être de trop petit calibre et qui ne saurait être remplacée par une bougie car elle a sur elle l'avantage d'indiquer par l'écoulement de l'urine que le rétrécissement est franchi.

Lorsque l'orifice ne peut être franchi par aucune des sondes employées, Thompson se sert d'un petit appareil qu'il nomme sonde à extrémité de bougie et qui n'est autre chose qu'une sonde fine terminée par un bout plein et très mince munie d'un petit stylet d'acier qui la pénètre et la rend suffisamment solide. Quant aux rétrécissements à ouverture plus ou moins latérale, Thompson veut qu'ils soient décélés par l'exploration méthodique de toute la circonférence du canal et rejette absolument les procédés de Leroy d'Etiolles et de Brodie. C'est dans ce but que **M.** Guyon emploie une bougie de gomme élastique recourbée à son extrémité et maintenue dans cette position par une couche de collodion (1).

A côté de la dilatation progressive dite temporaire, dilatation qui nécessite pendant longtemps l'emploi des sondes, qui demande de la part du malade une grande soumission aux conseils du médecin, qui est impuissante contre un rétrécisement doué d'une élasticité assez parfaite pour revenir après chaque séance exactement au même point qu'avant, qui n'aurait que faire alors que des complications imminentes réclament une intervention plus rapide, à côté, dis-je, de cette dilatation temporaire il convient de placer la dilatation progressive dite permanente ou continue. M. le professeur Gosselin expose ce procédé dans sa soixante-seizième leçon clinique. Il se servit dans ce cas d'une bougie pleine qu'il laissa en place quarante-huit heures, et le malade put uriner sans la retirer. Le professeur Gosselin insiste sur la rapidité avec laquelle s'opère la dilata-

1. Curtis. Du traitement du rétrécissement de l'urèthre par la dilatation progressive. Paris, thèse n° 380, année 1873.

tion par ce procédé où l'urine agit comme puissant auxillaire en s'insinuant entre la bougie et les parois de l'urèthre. Pour expliquer cette facilité relative de la miction nous pourrions invoquer aussi peut-être le changement de forme produit par la bougie dans le canal uréthral.

Dans le cas cité précédemment, le professeur Gosselin a introduit facilement après la première bougie n° 5 laissée à demeure pendant quarante-huit heures, une seconde bougie n° 7, puis après le même laps de temps, il a passé, et toujours avec facilité le n° 9. « A partir de ce moment le malade s'est plaint de quelques douleurs en urinant et nous avons vu sortir une notable quantité de sang » (1). Craignant alors de voir l'inflammation suppurative provoquée dans l'urèthre par la présence de la bougie, se propager à la vessie d'autant plus facilement que le contact même de cet instrument avec la muqueuse vésicale pouvait déterminer directement une cystite ulcéreuse, il cessa la dilatation permanente pour recourir à la dilatation temporaire, et passa tous les matins, pendant dix minutes, des bougies olivaires. Au quarantième jour de ce traitement le malade urinait facilement et sans douleur.

Civiale avait conseillé de laisser la même bougie en place pendant six jours, alors seulement on la remplacerait par une autre bougie de diamètre supérieur mais pouvant néanmoins se mouvoir facilement dans l'urèthre.

M. le professeur Guyon veut que l'on emploie la dilatation permanente jusqu'au moment où l'urèthre a atteint un calibre de 5 à 6 millimètres de diamètre, pour en venir alors à la dilatation temporaire.

1. Gosselin. *Loc. cit.* page 425, tome II.

Comment agit la dilatation ?

M. le professeur Guyon (1) dans un chapitre intitulé « cathétérisme modificateur » fait remarquer que si l'observateur introduit « dans un but expérimental » une bougie ou une sonde dans son propre canal, il observe dès les premiers contacts une sensation cuisante accompagnée d'anxiété. Ce sentiment de chaleur persiste quoique affaibli après la sortie de la sonde et se reproduit à la première miction ; ces effets sur la sensibilité de l'urèthre s'atténuent beaucoup par l'habitude, de sorte que l'on peut établir comme première action du cathétérisme modificateur sur l'urèthre normal, l'exagération bientôt suivie de la diminution de la sensibilité de ses parois.

A un second degré sous l'influence d'une irritation plus énergique se produit un second ordre de phénomènes qui suit la même marche : augmentation des sécrétions normales puis diminution et enfin retour à l'état normal.

A défaut d'analyse histologique montrant les modifications qu'a pu faire subir au tissu pathologique du rétrécissement, le contact des instruments, l'expérience fait voir chaque jour que cet agent purement physique a la propriété de ramener le tissu pathologique à un état tel qu'il puisse facilement laisser passer l'urine et les instruments.

La dilatation a une action purement modificatrice ; elle ne détruit pas les tissus mais apporte par le simple contact de la sonde ou de la bougie, une modification dans leur structure et partant dans leurs propriétés physiologiques. Ses effets ne doivent point dépasser la limite physiologique,

1. Guyon, *loc. cit.* page 937.

aussi n'a-t-elle pas besoin d'appeler à son aide la force et les pressions brutales ; elle doit agir non « mécaniquement mais dynamiquement. » « Ce n'est pas parce que la sonde refoule, écarte l'une de l'autre les parois du rétrécissement qu'elle en provoque et en obtient la guérison, c'est parce que sous l'impression de son contact vont entrer en jeu les actes organiques nécessaires à la transformation du tissu pathologique (1). »

Ce qui démontre que l'action du contact n'est pas mécanique, c'est la différence des résultats obtenus, selon que dans la dilatation, soit temporaire, soit permanente, on aura eu recours à la pression. On peut observer tous les jours, dans les salles, des malades atteints de rétrécissement et porteurs d'une sonde à demeure, urinant facilement au bout de vingt-quatre heures, sans que l'on puisse donner à l'instrument, vu son exiguité et son introduction sans frottement, le rôle d'un agent dilatant les parois par une pression excentrique. Enfin des faits nombreux ont condamné ces méthodes de force que nous avons vues employées par Hunter, Desault, Chopart et que l'on a rangées à tort dans la dilatation.

Les accidents qui peuvent suivre la pratique de la dilatation permanente sont le plus souvent dus au calibre trop considérable de la sonde laissée à demeure, ou à la pression exercée sur les parois par le chirurgien lors de l'introduction de cette sonde. Ce sont la douleur, le spasme, la rétention d'urine, la cystite, l'urèthrite, l'orchite et la fièvre urineuse.

1. Guyon, *loc. cit.*, page 940.

La douleur, plus fréquente dans la dilatation continue, serait due, pour M. Curtis, à la cystite concomitante. Le spasme est l'indice d'une sensibilité exagérée des parois uréthrales et la cause doit en être cherchée non-seulement dans les dispositions spéciales du malade, mais dans la manière trop brusque dont a été pratiqué le cathétérisme.

La rétention d'urine provient habituellement de la congestion des parties où une pression immodérée a appelé un afflux sanguin considérable. M. Guyon signale une hémorrhagie grave, suite de cet accident : ce fait prouve assez l'existence de la congestion.

La cystite survenant doit faire suspendre la dilatation ; il en est de même pour l'orchite. Enfin, la fièvre urineuse, accident d'une gravité considérable, peut apparaître lorsque l'on a érodé la muqueuse.

Si nous comparons maintenant la dilatation temporaire et la dilatation permanente au point de vue de leurs effets et de leurs indications, nous arriverons aux résultats suivants :

1° La dilatation temporaire offre une innocuité plus grande en ce sens qu'elle expose moins le chirurgien à se départir des règles de prudence qu'a tracées M. le professeur Guyon ; elle laisse aux malades la liberté de vaquer à leurs affaires. La guérison est lentement obtenue, c'est vrai, mais les récidives sont lentes à revenir. Elle exige un temps très long, de trente à quarante jours ; enfin elle est, sans effet sur certains rétrécissements qui reviennent à leur étroitesse primitive aussitôt la bougie enlevée, sur les rétrécissements cicatriciels et même sur les fibreux, quand un appareil symptomatologique grave réclame une intervention immédiate, enfin sur ceux dont le diamètre est inférieur à 3 millimètres.

2° La dilatation permanente pratiquée avec une bougie pénétrant dans le canal sans frottement n'offre pas la gravité qu'on lui a attribuée. Elle permet d'obtenir une dilatation appréciable au bout de vingt-quatre heures, mais la guérison n'est qu'apparente, et après cinq à six jours, il convient de la remplacer par la dilatation temporaire, l'uréthrotomie interne ou la divulsion. Elle est indiquée quand le libre cours de l'urine est nécessaire dans un bref délai, quand la dilatation temporaire a échoué devant un rétrécissement trop irritable.

M. le professeur Le Fort a fait connaître un procédé qu'il appelle dilatation immédiate progressive.

Il engage dans le rétrécissement une fine bougie analogue à la bougie conductrice de l'uréthrotome. Cette bougie, portant à son talon une petite pièce métallique où l'on visse une petite plaque qui servira à la maintenir en place, est laissée dans le canal pendant vingt-quatre heures. Cette première partie de l'opération est, comme la voit, de la dilatation continue. Lorsque la sécrétion exagérée du mucus uréthral a assoupli la muqueuse et même les tissus du rétrécissement au point que la sonde d'abord serrée puisse jouer librement dans le canal, il dévisse la plaque et visse au talon de la bougie un cathéter conique en maillechort dont le diamètre à la pointe est celui de la bougie flexible et dont le diamètre le plus large répond au n° 12 de la filière Charrière. Le cathéter poussant devant lui la bougie conductrice est introduit doucement dans le canal, puis retiré et remplacé par une sonde n° 2, dont le diamètre à la pointe est le même que celui de la première, mais qui augmente jusqu'à équivaloir au n° 17 de la filière. Si le rétrécissement oppose une résistance considérable, le professeur Le Fort ne va pas plus loin pour le moment, il dévisse la sonde conique et laisse à demeure jusqu'au lendemain la bougie conductrice. Ordinairement il introduit de suite la sonde n° 3, qui a dans sa partie large le diamètre du n° 22 de la filière. « Cela fait le rétrécissement n'existe plus, j'introduis, dit M. Le Fort, une sonde n° 16 ou 18 que je laisse à demeure pendant trois ou quatre jours, après quoi je passe des bougies jusqu'aux n°s 21, 23 ou 25. J'apprendrai au malade à se sonder et dès lors mon rôle est terminé ». C'est au malade à se passer tous les jours, puis tous les deux jours, puis toutes les semaines pendant plusieurs mois une bougie en gomme du n° 18. C'est le seul moyen d'éviter les récidives. Le professeur Le Fort n'a jamais avec cette méthode vu survenir d'accidents.

Lorsque le rétrécissement permet l'introduction d'une bougie n° 12, M. Le Fort n'emploie pas sa méthode de dilatation immédiate, mais un procédé qui s'en rapproche beaucoup et qui est fondé, lui aussi, sur l'extensibilité obtenue facilement par une sonde laissée à demeure dans le canal uréthral. Ce procédé consiste à faire franchir le rétrécissement à une sonde d'un calibre supérieur, au moment où celle que l'on a laissée en place pendant vingt-quatre heures, et retirée brusquement, laisse pour ainsi dire sa trace toute faite pour le passage de la seconde. On recommence cette manœuvre jusqu'à ce que l'on ait atteint le n° 21 ou 23.

Ce procédé est évidemment basé sur un fait vrai sur lequel nous avons déjà insisté à propos de la dilatation permanente, c'est-à-dire l'action de la sonde à demeure. Nous pouvons cependant lui reprocher de ne point tenir assez compte des limites physiologiques que ne doit pas dépasser la pression intra-uréthrale. Si la première bougie, entrée sans frottement, a produit une dilatation, c'est la meilleure raison que l'on puisse avoir de continuer de même, c'est-à-dire d'introduire une seconde bougie d'un calibre supérieur, il est vrai, mais pouvant encore jouer librement dans le canal déjà dilaté. Quant au premier procédé de M. le professeur Le Fort, nous reviendrons sur son étude à propos de la divulsion.

Nous ne nous étendrons pas sur le procédé de Langleber qui ne peut s'appliquer qu'aux rétrécissements ne présentant qu'un faible degré de coarctation et facilement dilatables. Ce procédé consiste à introduire dans l'urèthre une bougie creuse, fendue longitudinalement jusqu'à dix centimètres de son extrémité, bougie pouvant être parcourue dans toute sa longueur par un mandrin en baleine porteur d'une olive. Le mandrin poussé lentement fait franchir à l'olive le rétrécissement ; on le retire et dans les séances consécutives on emploie une olive d'un diamètre supérieur en allant toujours ainsi en augmentant.

Nous ferons à ce procédé, comme au précédent, le reproche d'avoir recours à la force, alors qu'il ne s'agit que d'une modification physiologique à obtenir.

DIVULSION

Le procédé de M. Le Fort nous a servi de transition entre la dilatation lente progressive et la dilatation rapide ou divulsion. Nous avons vu précédemment les appareils de Michœléna, de Rigaud, de Ségalas, de Perrève. Nous étudierons rapidement ceux de Hott (de Westmincher), de Richardson (de Dublin), de Thompson, pour nous étendre plus longuement sur celui de Voillemier, le plus fréquemment employé de nos jours.

L'appareil de Hott se compose d'une sonde formée de deux demi cylindres réunis entre lesquels on introduit un tube du volume du n° 21 de la filière Charrière.

L'appareil de Richardson est une modification de celui de Perrève.

L'appareil de Thompson a la forme d'une sonde constituée par deux branches réunies au moyen d'une pièce métallique transversale. Par un léger mouvement de latéralité les branches s'écartent et produisent la dilatation brusque.

Pour la description méthodique de ces appareils nous ne pouvons mieux faire que de renvoyer, comme précédemment, au traité de MM. Gaujot et Spillmann.

L'appareil de M. Voillemier consiste en :

1° Une bougie fine munie d'un pas de vis à son extrémité antérieure ;

2° Un conducteur métallique qu'on visse sur la bougie et qui est formé de deux lames d'acier soudées à leur extrémité inférieure et courbées comme une sonde. Ces deux lames représentent chacune la moitié d'une tige cylindrique et constituent par leur réunion un cathéter. Entre elles se trouve enfin une troisième tige plus petite sur laquelle s'adaptera le canal creusé au centre du mandrin ;

3° Un mandrin métallique terminé en cône, d'un diamètre de 7 millimètres dans sa partie médiane cylindrique, et présentant des rainures qui correspondent aux trois lames du conducteur.

L'opération comprend quatre temps :

Dans un premier temps, le malade ayant uriné auparavant on introduit la bougie.

Dans un second temps, on visse sur la bougie le conducteur à trois branches et on l'introduit lentement dans la vessie.

Le troisième temps, temps de dilatation proprement dit, consiste à glisser le mandrin dans les rainures du conducteur. Cette manœuvre exige une certaine force.

Enfin dans le quatrième temps, on retire ensemble le mandrin et le conducteur, on visse à la place de ce dernier une tige conductrice qui permet d'introduire la sonde à bout coupé.

Ainsi pratiquée, la divulsion produit une déchirure de la muqueuse attestée par l'écoulement sanguin qui suit la sortie du mandrin. L'existence de cet écoulement sanguin dénotant une solution de continuité de la muqueuse est une indication de l'emploi de la sonde à demeure et justifie cette appréciation de MM. Gaujot et Spillmann lorsqu'ils disent en parlant de la divulsion : « Cette méthode mérite bien plutôt le nom de méthode par déchirement que celui de méthode par dilatation rapide (1). »

Sans doute l'intention de Voillemier était excellente ; élargir brusquement l'urèthre avec un gros mandrin, en faisant céder tout le contour du rétrécissement sans le déchirer, eût été l'idéal du traitement du rétrécissement.

La divulsion, pour M. Guyon, doit être une uréthrotomie sans déchirure. Malheureusement les instruments employés n'ont pas atteint le but proposé et l'observation clinique a toujours démontré l'existence de ces déchirures.

Si laissant de côté les lésions de la muqueuse que l'on peut rapporter à la rigueur au contact immédiat de l'instrument, nous cherchons quelles sont les modifications qu'apporte la divulsion dans le tissu pathologique du rétrécissement nous pourrons admettre, il est vrai, que par l'élongation des fibres du tissu fibreux elle en élargisse les mailles et le rende moins rétractile, mais il y a eu pression, déchirure, écoulement sanguin, c'est donc un travail pathologique qui devra suivre cette irritation morbide et le résultat en sera l'existence d'un tissu nouveau, tissu de réparation, tissu plus dense, tissu plus rétractile que le précédent.

En résumé la divulsion a deux grands inconvénients :

1° La déchirure de la muqueuse qui expose à la fièvre urineuse ;

2° La formation d'un tissu nouveau aussi rétractile que l'ancien.

Ces deux inconvénients sont compensés dans une certaine

1. Gaujot et Spillmann. *Arsenal de la chirurgie contemporaine* t. II, p. 730.

mesure par la sonde à demeure qui d'une part empêche l'infiltration urineuse et d'autre part contribue à la dilatation lente consécutive, adjuvant nécessaire de la divulsion.

Les indications de la divulsion sont celles de l'uréthrotomie interne avec cette différence, toutefois, qu'elle agit mieux lorsque le rétrécissement est moins étroit, moins dur, moins fibreux, moins inextensible.

URÉTHROTOMIE INTERNE

Nous avons vu qu'en 1853, l'uréthrotomie interne tombée en discrédit, avait été remise en honneur par les travaux de Reybard. Mais cette méthode effraya longtemps les chirurgiens par la facilité avec laquelle elle exposait le malade à la fièvre urineuse, jusqu'au jour où MM. Sédillot, Gaujot, Gosselin, attirèrent l'attention sur l'emploi de la sonde à demeure, en établissant que l'on pouvait éviter la fièvre urineuse en empêchant l'urine de passer sur la plaie fraîche.

Nous ne décrirons pas les uréthrotomes d'Evanchich, de Civiale, de Beyran, de Wenzel, de Bonnet, de Boinet, de Sédillot, de Ricord, de Trélat, de Charrière ; mais nous nous arrêterons sur celui de Maisonneuve qui est celui le plus fréquemment employé.

Les instruments nécessaires pour pratiquer l'uréthrotomie d'après le procédé de Maisonneuve, sont :

1° Une bougie mince et flexible munie d'un pas de vis à son extrémité ;

2° Un conducteur métallique cannelé se vissant sur cette bougie ;

3° Une lame triangulaire à bords tranchants et à crête mousse, de telle façon qu'en parcourant le canal elle ne divise d'avant en arrière et d'arrière en avant, que les parties qui n'ont pu être distendues par son sommet mousse. Elle est portée par une longue tige flexible glissant dans la cannelure du conducteur;

4° Une tige métallique se vissant sur la bougie lorsqu'on a retiré la lame et dévissé le conducteur cannelé ;

5° Une sonde creuse destinée à être laissée en place.

M. le professeur Gosselin divise l'opération en cinq temps.

Premier temps. — Le malade a été préparé par le repos, les bains, la tisane de pariétaire. Il a uriné avant l'opération ; néanmoins afin de vider complètement la vessie et d'éviter le contact de l'urine avec la plaie que l'on va faire, on passe dans le canal une petite sonde terminée en olive du calibre n° 9 et après la miction on la retire avec précaution.

Deuxième temps. — On introduit la bougie fine et on visse sur elle le conducteur métallique.

Troisième temps. — On pousse doucement le conducteur métallique préalablement huilé ; la bougie fine s'enroule dans la vessie et par sa présence peut déterminer les contractions de cet organe, aussi faut-il à ce moment recommander au malade de faire tous ses efforts pour retenir son urine, la miction devant faire dans ces circonstances ajourner l'opération.

Quatrième temps. — La verge étant maintenue par un aide perpendiculairement à l'axe du corps, le chirurgien fait glisser la lame dans la rainure du conducteur dont il tient l'extrémité entre le pouce et l'index gauches. Arrivé au niveau du rétrécissement, il appuie fortement sur le conducteur afin de déprimer la paroi inférieure du canal et de tendre les parties que doit diviser l'instrument. La sensation bien nette d'une résistance vaincue avertit que l'incision a été faite d'avant en arrière. Enfin la lame triangulaire retirée coupe de nouveau le tissu du rétrécissement mais d'arrière en avant.

Cinquième temps. — Le conducteur cannelé est dévissé et remplacé par la tige métallique. Sur celle-ci on glisse la sonde qui doit rester à demeure et que l'on fixe par des procédés spéciaux.

L'emploi de la sonde à demeure doit nous arrêter un instant. Elle joue dans les plaies de l'urèthre le rôle d'un appareil protecteur ; elle empêche l'absorption urineuse, immobilise la partie lésée, et agit sur les résultats définitifs de l'uréthrotomie interne en produisant la dilatation temporaire. Mais si elle a d'immenses avantages, si son emploi est une condition nécessaire à la réussite de l'uréthrotomie, elle peut aussi causer de graves accidents dans le cas où elle ne remplirait point des conditions déterminées de structure, de calibre et de mode d'action.

Le principe absolu qui doit servir de base à son usage est le suivant : elle ne doit exercer aucune pression sur aucun point de l'urèthre ou de la vessie. Il convient de rejeter les instruments métalliques et de leur préférer les sondes en gomme qui présentent les conditions de souplesse nécessaires. Elles doivent être cylindriques ou mieux encore à béquilles et construites de telle sorte que leurs yeux soient peu éloignés de leur extrémité. Elles doivent entrer sans frottement et avoir par conséquent un calibre correspondant à celui du n° 16 ou 18 de la filière Charrière. Enfin la sonde à demeure doit rester en place de vingt-quatre à trente-six heures fixée par le procédé de Thompson aux poils du pubis.

M. le professeur Gosselin recommande de laisser la sonde débouchée pendant quarante-huit heures et pour en éviter l'obstruction, de faire toutes les deux heures une injection d'eau dans la vessie. Après les quarante-huit heures la sonde est retirée. La plaie n'est certainement pas cicatrisée, mais le travail de réparation serait assez avancé pour empêcher l'absorption urineuse.

Toutefois, afin de ne pas reproduire les conditions favorablés à l'absorption en érodant le tissu nouveau, la dilatation progressive ne devra commencer que huit jours après l'opération. Pour M. le professeur Guyon on doit attendre vingt jours avant de commencer la dilatation. Reverdin admet que l'on ne doit la pratiquer qu'au moment où tout écoulement consécutif à l'opération est complètement tari et l'uréthrite traumatique guérie.

La dilatation doit être faite avec des bougies de gomme élastique ou avec les bougies en étain de Béniqué. M. Guyon a modifié les bougies Béniqué en faisant adapter à ces dernières des bougies conductrices en gomme élastique. Le malade devra se sonder lui-même avec une bougie n° 16 (Charrière), tous les cinq jours pendant un mois, puis tous les huit jours pendant le deuxième mois et enfin tous les quinze jours.

On a accusé l'uréthrotomie interne d'exposer le malade à l'hémorrhagie, à l'uréthrite traumatique, aux complications du côté des reins, de la vessie ou de l'épididyme, à la fièvre urineuse.

L'hémorrhagie primitive a rarement de la gravité, et justifie peu la pratique de certains auteurs qui recommandent de se servir d'une grosse sonde à demeure. Quant à l'hémorrhagie consécutive, elle ne surviendrait, d'après Reverdin, que dans les cas où l'on aurait laissé la sonde à demeure moins de trois à six heures (1).

L'accident le plus sérieux est certainement la fièvre urineuse. Sur 300 opérations consignées sur le registre spécial de l'hôpital Necker, M. le professeur Guyon a trouvé que la fièvre urineuse s'était produite :

1 fois sur 10 le premier jour ;

3 fois sur 10 le deuxième jour au soir ;

3 fois sur 10 dans le courant du troisième et plus particulièrement le matin ;

1 fois sur 10 plus ou moins tardivement et ne semblant pas avoir de rapport direct avec l'opération pratiquée.

La fièvre urineuse se montrerait donc en général dans les douze à dix-huit heures qui suivent l'enlèvement de la sonde à demeure ; les accidents fébriles, d'ailleurs peu intenses, observés le premier jour ne seraient que le résultat du traumatisme ; enfin les accès survenant après le cinquième jour seraient bien des accès urineux mais dus à des imprudences du malade.

1. Reverdin. *Étude sur l'uréthrotomie interne*, 1870. Thèse de Paris, n° 205. Cité par Sirus Pirondi. *Précis théorique et pratique des maladies des voies urinaires*. Leçons recueillies par Pauchon. Paris 1878, page 322.

Le D‌^r Martinet (1) a consigné les résultats suivants obte-nus sur trente opérés.

20 fois, apyrexie complète.

9 fois, accès fébriles du deuxième au troisième jour.

1 fois, accès fébrile le quatrième jour.

0 fois, le premier jour.

M. le professeur Gosselin sur 35 opérations a observé 18 fois la fièvre urineuse; dans les cas observés en 1861-1862 et 1863. Il n'employa pas la sonde à demeure et sur 14 cas observa 10 fois le frisson et la fièvre.

Les 21 autres cas où fut employée la sonde à demeure, ont donné 6 fois la fièvre urineuse dont un décès.

Reverdin sur 63 cas rapporte un cas de mort.

Ces faits démontrent l'innocuité *relative* de l'uréthrotomie interne et l'influence anti-fébrile de la sonde à demeure. Il est bon de remarquer que celle-ci doit toujours être in-troduite sans frottement et ne point produire de distension de l'urèthre.

Comment agit l'uréthrotomie interne sur le tissu du ré-trécissement ? La question n'a pas été résolue expérimenta-lement, mais l'observation clinique permet d'établir deux faits qui peuvent servir de base à une théorie ; à savoir : 1° la guérison du malade alors que la cicatrice est déjà faite ; 2° la récidive, presque constante, mais à plus longue échéance qu'après les autres méthodes de traitement.

Le premier de ces faits prouve que la plaie faite par

1. Martinet. *Étude clinique sur l'uréthrotomie interne. Thèse de Paris* 1876 n° 179. Cité par F. Guyon dans *Leçons cliniques sur maladies des voies urinaires*, p. 504.

l'uréthrotome ne donne point lieu à un tissu capable de rétrécir encore la coarctation. L'expérience démontre que les plaies longitudinales de l'urèthre ne produisent pas de rétrécissement. Cela se conçoit facilement, car si rigide que soit le tissu cicatriciel réunissant les deux bords de la plaie, il n'occupera qu'un des points de la section transversale, de l'urèthre et ne pourra gêner en rien son extensibilité, tandis qu'une plaie plus ou moins oblique ou transversale, outre que son tissu cicatriciel proéminera comme un anneau dans l'intérieur du canal, qu'elle sera extensible, s'opposera encore par sa rigidité à la forme cylindrique du canal et diminuera par conséquent son calibre.

La récidivité du rétrécissement nous prouve d'un autre côté que l'uréthrotomie interne n'a pu changer les propriétés du tissu pathologique. En admettant même qu'entre les deux lèvres de la plaie il se soit formé un tissu nouveau augmentant d'autant le calibre de l'urèthre, le tissu nouveau sera fibreux ou fibroïde et par conséquent rétractile, ou tout au moins peu extensible.

L'uréthrotomie interne est indiquée quand la dilatation progressive a été tentée en vain ; quand le rétrécissemen est trop étroit, très irritable ou formé de tissu cicatriciel. Pour M. Trélat on ne devrait pas la pratiquer sur des malades ayant plus de soixante ans ; M. Guyon pense au contraire que l'âge n'en est point une contre-indication.

On a soulevé la question de l'emploi du chloroforme dans l'uréthrotomie interne. Nous dirons avec M. Guyon que cette opération n'est pas douloureuse, que l'anesthésie n'est utile ni au chirurgien ni au malade et qu'au contraire les vomissements qu'elle peut occasionner sont une contre-indication de son emploi en ce sens qu'ils rendent douloureuse et incommode la sonde à demeure.

URÉTHROTOMIE EXTERNE.

L'uréthrotomie externe consiste à inciser le canal de l'urèthre de dehors en dedans au niveau du rétrécissement en vue de détruire le tissu même de la coarctation. L'incision faite à l'urèthre dans l'opération de la boutonnière différait de l'uréthrotomie externe en ce qu'elle n'avait pour but que de permettre de vider la vessie dans un cas de rétention d'urine.

Syme, d'Edimbourg, qui préconisa l'uréthrotomie externe en 1844, prétendait qu'il n'y avait pas de rétrécissements infranchissables. Aussi se servait-il toujours d'un conducteur métallique. Son procédé a été modifié de nos jours ; l'incision se fait d'avant en arrière et non d'arrière en avant.

Si l'on ne peut introduire le conducteur à travers le rétrécissement, on fait son incision au point où le cathéter est arrêté, de manière à faire tomber l'ouverture à côté de l'obstacle. Par cette ouverture, on voit la lumière du point rétréci, on y introduit une sonde cannelée et on incise.

Les fistules, quand elles existent, peuvent agir de même et servir à l'introduction du cathéter dans le rétrécissement.

M. le professeur Verneuil se sert comme conducteur, dans les cas où le cathéter métallique ne peut pénétrer, d'une simple bougie de gomme élastique. Il conseille de cautériser au fer rouge les lèvres de la plaie pour éviter l'infiltration urineuse.

Dans les cas où l'on est forcé d'agir sans conduc eur par l'étroitesse du rétrécissement, M. Guyon emploie le chloroforme.

L'uréthrotomie externe est indiquée dans les rétrécissements infranchissables par la sonde et par l'urine, dans ceux que n'a pu élargir ni l'uréthrotomie interne, ni la dilatation, enfin toutes les fois qu'il y a induration volumineuse et infiltration de l'urine.

CONCLUSIONS

1° Les rétrécissements organiques de l'urèthre, dus à la blennorrhagie, sont :

A. — Formés de tissu cicatriciel inodulaire vrai et dus à une lésion traumatique constatée par l'écoulement sanguin plus ou moins abondant. La cause peut en être une cautérisation trop énergique ou la rupture de l'urèthre dans la chaude-pisse cordée, une fausse manœuvre du coït, etc. Ils ressemblent absolument à ceux obtenus par un traumatisme extérieur comme une chute sur le périnée.

B. — Formés de tissu fibreux, se distinguant des précédents d'une part par leur rigidité, leur rétractilité, leur inextensibilité moindre et d'autre part par leur mode de formation. Ils sont formés par le tissu normal transformé, et non par un tissu nouveau, tissu de réparation. Ils sont dus à l'exulcération de la muqueuse, soit par les progrès seuls de l'inflammation, soit par des injections trop irritantes.

C. — Formés d'un tissu fibroïde caractérisé par la prédominance des modifications des propriétés physiologiques (perte d'extensibilité), et le peu d'importance des lésions anatomiques. Ils sont le résultat de l'inflammation prolongée.

D. — Les lésions anatomiques n'amènent pas de diminution du calibre, de coarctation proprement dite, mais il y a perte de l'extensibilité qui mettant le canal dans l'impossibilité de prendre sa forme normale au moment de la miction, diminue d'autant sa capacité.

2° Le traitement du rétrécissement ne peut être que la dilatation.

3° Celle-ci est lente ou brusque. Dans le premier cas elle est temporaire ou permanente, dans le second cas elle consiste en l'uréthrotomie interne et la divulsion.

4° Le premier procédé que l'on devra tenter sera toujours la dilatation progressive lorsque l'on sera en présence d'un rétrécissement peu étroit, facilement dilatable et ne s'accompagnant pas d'une sensibilité exagérée des parois uréthrales, lorsqu'enfin le malade sera assez docile pour se soumettre à la longueur du traitement.

5° Lorsque le rétrécissement est étroit formé de tissu fibreux ou cicatriciel, lorsque le malade n'est pas capable de continuer un traitement pendant plusieurs mois, il faudra avoir recours à la dilatation brusque, soit à l'uréthrotomieinterne, soit à la divulsion.

6° Ces méthodes suffiront aux besoins de la clinique, cependant on pourra employer l'uréthrotomie externe, par le procédé de M. Verneuil, dans les rétrécissements infranchissables à la sonde et à l'urine, et dans les rétrécissements franchissables mais ne se laissant pas distendre par la dilatation progressive ni par l'uréthrotomie interne.

INDEX BIBLIOGRAPHIQUE

Daremberg. — Histoire des sciences médicales.

F. Guyon. — Leçons cliniques sur les maladies des voies urinaires professées à l'hôpital Necker. Paris 1881.

Tillaux. — Traité d'anatomie topographique. Paris 1879.

Sappey. — Traité d'anatomie descriptive. Paris 1879.

Cornil et Ranvier. — Manuel d'histologie pathologique.

Charles Robin. — Leçons sur les humeurs, recueillies par Gontier. Paris 1875.

Boyer. — Traité des maladies chirurgicales et des opérations qui leur conviennent. Paris 4e édition 1831.

Alp. Guérin. — Mémoires de la Société de chirurgie, tome IV.

Reybard. — Traité pratique des rétrécissements de l'urèthre. Paris 1837.

Thompson. — Traité pratique des maladies des voies urinaires 1881.

Gosselin. — Clinique chirurgicale de la Charité, Paris 1879.

José Pro. — Mémoire sur l'anatomie pathologique des rétrécissements de l'urèthre.

Hippocrate. — Aphorisme 82. Livre IV.

Albucasis. — De Chirurgica arabice et latina. Oxonii 1779.

Malgaigne. — Préface des œuvres d'Ambroise Paré.

Guaierner. — De calculora passione. 1412.

Ambroise Paré (œuvres). — Edition Malgaigne, Paris 1845.

Lacuna. — Methodus cognoscendi exterpandique excrescentes in vesuve collo caronculas. Rome 1551.

Roncalli. — Exercitation med. Chir. agens novum methodum extirpandi caronculas et sanandi fistula urethræ. Brescia 1720.

André (**Nicolas**). — Dissertation sur les maladies de l'urèthre qui ont besoin de bougies. Paris 1751.

Daran (Jacques). — Recueil d'observations chirurgicales sur les maladies de l'urèthre traitées par une nouvelle méthode. Avignon 1745.

Dionis. — Cours d'opérations. Paris 1716.

Civiale. Traité pratique sur les maladies des organes génito-urinaires. Paris 1858-60.

Théodore Ducamp. — Traité des rétentions d'urine causées par les rétrécissements del'urèthre. Paris 1822.

Chopart. — Traité des maladies des voies urinaires. Paris 1830.

Perrève. — Traité des rétrécissements de l'urèthre. Paris 1867.

Gély. — Etudes sur le cathétérisme curviligne et l'emploi d'une nouvelle sonde évacuatrice, Paris 1861.

Philipps. — Traité des maladies des voies urinaires.

Civiale. — De l'uréthrotomie, Paris, 1849.

Gaujot. — De l'uréthrotomie interne, Paris, 1860.

Gaujot et Spillmann. — Arsenal de la chirurgie contemporaine, Paris, 1867-1872.

Reverdin. — Étude sur l'uréthrotomie interne, thèse de Paris, 1870, n° 205.

Martinet. — Étude clinique sur l'uréthrotomie interne, thèse de Paris, 1876, n° 179.

Campos-Bautista. — De la galvano-caustique chimique comme moyen de traitement des rétrécissements de l'urèthre, thèse de Paris, 1870, n° 37.

Voillemier. — Traité des maladies des voies urinaires.

Curtis. — Du traitement des rétrécissements de l'urèthre par la dilatation progressive, thèse de Paris, 1873, n° 380.

Cruveilhier. — Réflexions et observations sur les rétrécissements du canal de l'urèthre. Annales de la chirurgie française et étrangère.

Benevoli. — Miova proposizione interno alba caruncula, 1724.

Col de Villars. — Cours de chirurgie, 1741.

Astuc. — Traité des maladies vénériennes.

Daran. — Recueil d'observations chirurgicales sur les maladies de l'urèthre traitées par une nouvelle méthode, Paris, 1748.

Benjamin Bell. — Cours complet de chirurgie théorique et pratique, Paris, 1796.

Macquer. — Mémoires de l'Académie de médecine, 1768.

Dupuytren. — Archives générales de médecine, 1827.

Le Fort. — Manuel de médecine opératoire, seconde partie, page 566.

Siros-Pirondi. — Précis théorique et pratique des maladies des voies urinaires, 1878.

Arnoth. — Treatise on structure of the urethre. London, 1819.

John Bell. — Principles of surgery, London, 1806.

Mayor. — Sur le cathétérisme simple et forcé, 1836.

Tripier. — Gazette médicale de Paris, 1866.

Desault. — OEuvres chirurgicales, volume 43, page 265.

Leroy d'Etiolles. — Traité des angusties ou des rétrécissements de l'urèthre et de leur traitement rationnel, 1845.

Imp. A. DERENNE, Mayenne. — Paris, boulevard Saint-Michel, 52.

Imp. A. DERENNE. Mayenne. — Paris, boulev. Saint-Michel. 52.